情緒寶寶線上抽卡系統，3 分鐘情緒救援！

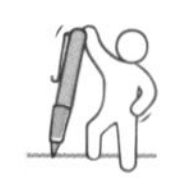

情緒是一種頻率，同時具有流動性，以憤怒、急躁、自卑、驚恐、寬容、希望等面貌顯現出來，我們可以透過《3 分鐘情緒救援》幫助自己轉化與昇華，找回情緒自主權。

理解和應對生活中的情緒震盪

生活往往充滿大大小小的壓力，諸如感情、工作、人際等種種情緒困境，我們被追趕得喘不過氣，甚至迷失方向。當情緒壓力蓄積到臨界時，恐引爆強震，也將持續釋放一波波餘震，使我們終日惶惑不安。

本書所介紹的 12 個情緒寶寶，是我針對各式情緒面向，分類繪出的可愛角色，將幫助大家更容易認識和理解自己的情緒。每一張情緒寶寶牌卡以簡單且準確的方式，呈現情緒如何影響行為，從而影響生活結果，用牌卡和解釋圖文書給予溫暖與指引。

理解情緒、提升能量，指引走向成長之路

「瞭解情緒，就不會被情緒牽著走！」透過情緒寶寶和線上系統，3 分鐘內有助解碼情緒，找到生活中所需的指引與平衡，就讓情緒寶寶牌卡陪伴您，更好地理解自己的情緒、提升能量，指引走向成長之路。

希望這本書能成為您生活中可靠的良師益友，在風浪起伏時給予支持和安慰，讓我們一起展開這段神奇且充滿啟示的旅程吧！

目錄

總編審序　探索內在，找回自己，讓心回家

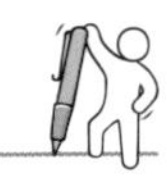

許心華 博士

謝昊霓（NiNi）教授又出書了！

她以情緒寶寶來形容內在情緒，進而結合榮格（Carl Gustav Jung, 1875-1961）的人格理論與愛德華．巴曲醫師（Dr. Edward Bach, 1886-1936）的花波療癒哲學，獨創研發 38 張情緒寶寶牌卡與牌陣，讓讀者透過遊戲在輕鬆愉快的心情之下認識自己，調整情緒，達到身心靈健康的境界。

根據知名心理學家榮格提出的人格理論，社會化過程中，我們為了在人生的舞台上生存並得到認同，會壓抑自己的情緒與內在人格。如果一直壓抑自己的情緒，內在情緒會越來越不平衡，甚至失控！

從行為科學的觀點而言，為了平衡情緒、調整人格，NiNi 使用英國巴曲醫師所研發的 38 種花波特質，協助我們探索內在、找回自己，讓心回家。

作者序　情緒寶寶牌卡，幫助情緒校正回歸

謝昊霓 博士 / 情緒教練

疫情時代，人們的生活型態改變，有非常多人都遇到情緒上的問題，因此也越來越多人開始重視情緒與心靈健康的重要性。

12 個情緒寶寶源自英國巴曲醫師的花波情緒系統，我把 12 種人格特質用卡通擬人化的方式呈現，讓一般人可以用輕鬆、有趣的模式來認識情緒。根據量子醫學，人體是小宇宙，體內物質、能量、信息之量子糾纏呈現平衡狀態，身心靈自然健康。

科學領域所認可的全息理論，就是探討大宇宙的無限能量網，與自然界萬事萬物之間相互聯繫性，其所呈現出全息規律與全息現象。因此，情緒寶寶牌卡也是透過高層次意識維度的同頻共振，讓使用者收到情緒相關的訊息。

這套情緒寶寶牌卡經過精心設計，結合人格特質與花波元素，讓使用者透過 38 張牌卡就可以檢視自己的內心與情緒狀態。

真心期待這套情緒寶寶新書、線上課程，以及牌卡的創作，能夠在後疫情時代協助讀者平衡情緒、淨化心靈，獲得內心的平安、喜悅與自由。

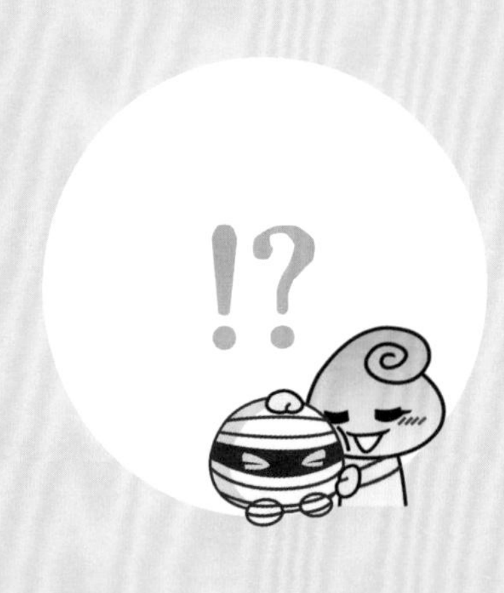

打開通道，
遇見我的情緒寶寶

情緒寶寶根據英國巴曲醫師的花波能量系統，以及 12 種人格原型理論為基礎所研發而成。

情緒寶寶牌卡則由 38 種花波組合而成，總共有 38 張牌卡，分成風、火、水、土 4 種屬性，每一種屬性都有相對應的情緒寶寶。

現在，讓我們一起打開心靈通道，遇見自己的情緒寶寶！

1-1 情緒主控台

今天是哪位情緒寶寶做主場？

內心世界裡面彷彿有一個主控室，在不同的場合，控制局勢的主要情緒角色就會站上主控台主導我們的行為。

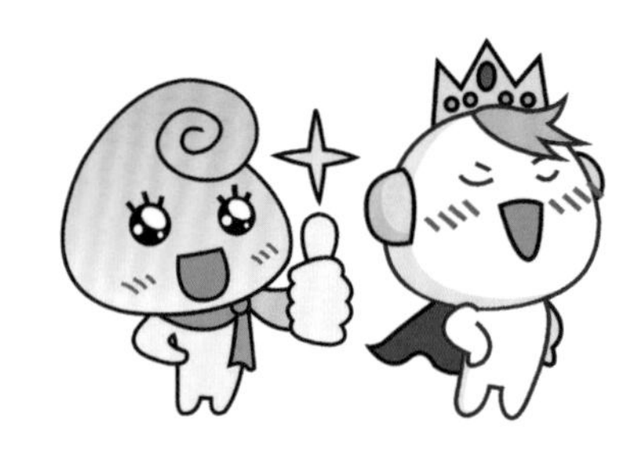

情緒寶寶把情緒擬人化變成卡通人物，協助自己找出內心住著哪些情緒。

如同電影《腦筋急轉彎》（Inside Out），每一種情緒就像是一種人格，當一件事情發生的時候，不同的情緒會站在主控台上發號指令！當某一種情緒主導的時候，我們的思想和行為都會受其影響，進而影響日常生活。

恐懼和愛，一切情緒的源頭

我們來認識一下情緒跟人生有什麼關係。一個人每天能夠體驗到的情緒非常多，可能是悲傷、快樂、生氣、嫉妒等，其實最根本的情緒只有「恐懼」和「愛」。我們體驗到的所有情緒，都是從這兩種情緒演變而來。

愛是非常快速的高頻率，而恐懼則是非常緩慢移動的頻率，這些頻率都會影響到身邊的人。當你處於一個充滿歡樂、喜悅的狀態時，你會發現身邊的人也會被影響而感到快樂；當有人哭泣的時候，身邊的人也會受到影響，甚至流下眼淚。

這也是為什麼一個人經常在好的情緒狀態，就會吸引美好的人事物來到身邊，而經常愁眉苦臉、心情鬱悶，就容易吸引更倒霉的事情到他的身邊。

《腦筋急轉彎》電影中，把每一種情緒都擬人化成為一個角色。生氣的時候，就會出現紅通通的「怒怒」；悲傷的時候，就出現多愁善感的「憂憂」；快樂的時候，就會出現「樂樂」。

內心世界彷彿有一個主控室，在不同的場合，主要控制局勢的情緒角色，就會站上主控台來主導我們的行為。

如果今天是憤怒的「怒怒」站上主控台，當你遇到沒有準時赴約、姍姍來遲的朋友時，你可能就會帶著憤怒的情緒，對朋友冷嘲熱諷或是咆哮；但是如果站在主控台是「樂樂」的話，你可能會先瞭解對方遲到的理由，再用幽默的方式，讓朋友知道你等了很久。

情緒連環爆，端看誰做主

同樣的遲到情節，套用在情緒寶寶身上，如果今天是由「炸彈寶寶」做主，或許你們就會當場不歡而散，進而影響你的人際關係；如果今天由「黏黏寶寶」做主，或許你和朋友可以繼續享受下午的美好時光，也可以針對遲到的事情好好溝通，增進彼此的關係。

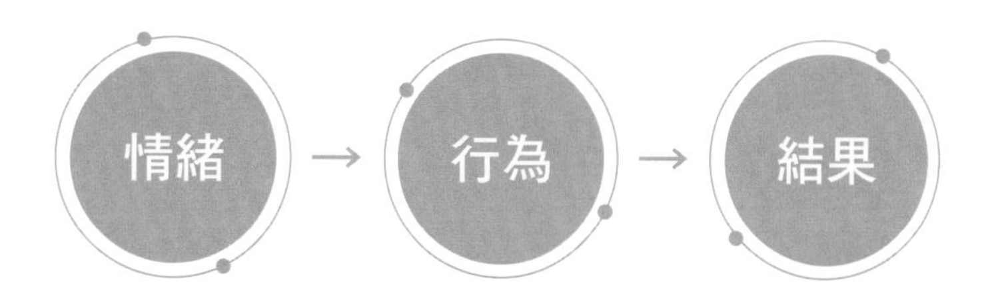

不同的情緒，會引導我們做出不同的行動，而不同的行動，就會產生不同的結果，這也是為何情緒會影響我們的人生，認識 12 個情緒寶寶，就可以瞭解在生命當中主要掌控我們的情緒類型，以及學習如何轉化。

每一個人都有 12 個情緒寶寶，因為每個人的性格、成長背景皆不同，習慣主導的情緒就會不一樣。但是 12 個寶寶都在主控室隨時等著掌控主控台。當我們遇到不同的情境，不同的情緒寶寶就會出現。

找出內心是哪些情緒寶寶在主導生活，就有機會和這些情緒和解，共同創造你想要的美好生活，讓我們一起來認識這 12 個情緒寶寶吧！

1-2 情緒寶寶牌卡

醫理、人格心理與科學的碰撞火花

12 個情緒寶寶是根據英國巴曲醫師的 38 種花波，以及 12 種人格原型理論為基礎研發而成。

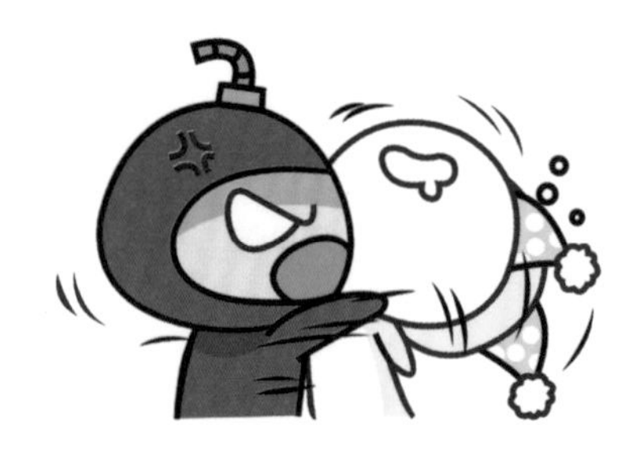

愛德華．巴曲醫師（Dr. Edward Bach）是一位細菌學家和同類療法醫師，對於心理學也有深入的研究，也是花波情緒療法的創始者，被尊稱為「花波之父」。

12 個情緒寶寶是根據英國巴曲醫師的 38 種花波，以及 12 種人格原型理論為基礎所研發而成。巴曲醫師的人格原型，原本的每一種人格搭配 1 朵花，總共 12 朵；情緒寶寶系統則將 38 種花波，搭配在 12 種人格原型中，讓大家可以更容易理解與認識自己的情緒。

風、火、水、土，找到自己的對應情緒

情緒寶寶牌卡由 38 種花波組合而成，總共有 38 張牌卡，並且分成風、火、水、土 4 種屬性，每一種屬性都有相對應的情緒寶寶。每個人身上都擁有 12 種情緒原型、38 種情緒狀態，所以要明白不是具有什麼情緒就會發生什麼問題，而是這些情緒都存在生活中，直接影響著我們的日常。藉由明白處在什麼情緒狀態，就可以知道當下的情況，進而找到因應方法。

情緒寶寶牌卡的價值，在於能夠很明確地指出現在的情緒為何，進而探索內在的感受與狀態。抱著平常心看待所抽到的任何牌卡，才能中立地看見牌卡想要帶給我們的訊息。

健康、愛情、事業、人際關係等，是每一個人生活上都會遇到的問題，你會清楚地發現，各種問題都離不開情緒。因此，只要善用這套牌卡，就可以更加瞭解自己遇到的狀況，以及如何轉化與因應。

1-3
牌卡使用場合

提升人際關係的互動

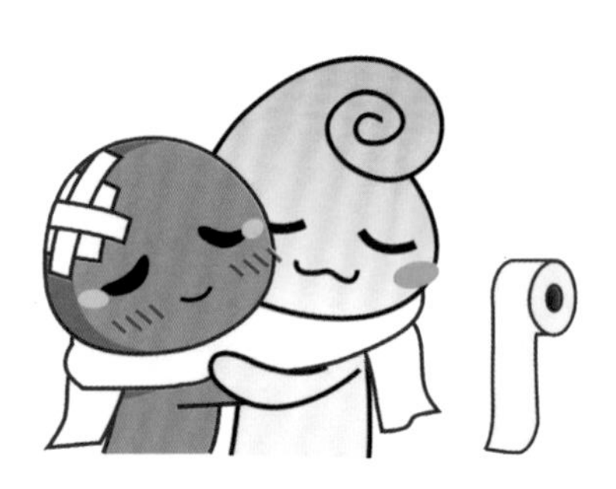

每個人心中都住著 12 個情緒寶寶，他們會隨時跑出來影響我們的行為。

當我們越能瞭解自己和其他人的情緒狀態，就知道如何跟人互動，增進人際關係與溝通。

當你要使用這些牌卡的時候，請記得，這 12 個情緒寶寶涵蓋了 38 種情緒狀態，每一種情緒都有正面和負面狀態，也會指引如何轉化這種情緒。

◘「支持自己」的自我救援行動

你會發現這 38 種情緒狀態經常出現在我們的日常中，不同的情緒狀態會讓我們做出不同的決定，從而做出不同的行動，對我們的人生有很大的影響。

在解牌技巧中可以學習到下列牌陣，不論是想更瞭解自己、設定目標、做選擇，這套系統都可以協助到你：

牌陣	用途
創造之旅牌陣	完成目標可能會遇到的障礙與指引
2 選 1 牌陣	協助做各種選擇
過去、現在、未來牌陣	看見過去、現在、未來的狀態
關係牌陣	協助提升與人的關係

1-4 牌卡與情緒屬性

牌卡介面與四大情緒屬性介紹

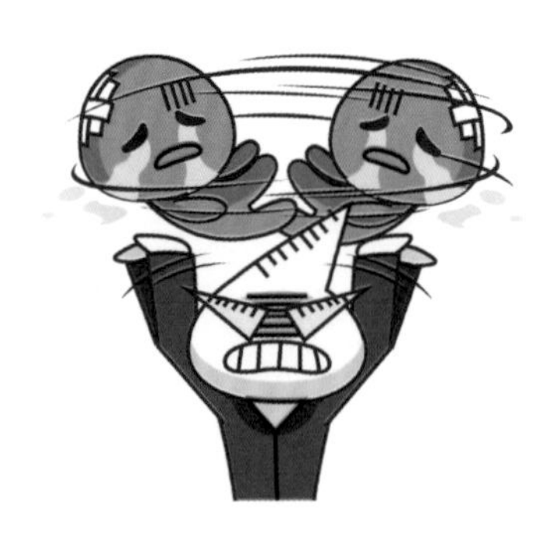

情緒寶寶分成火、風、水、土 4 種屬性，每種屬性有不同的特徵。

讓我們一起進入情緒寶寶的世界。

四大情緒屬性介紹

情緒寶寶總共分成火、風、水、土 4 種屬性，每種屬性有不同的特徵。以下介紹 4 種情緒屬性：

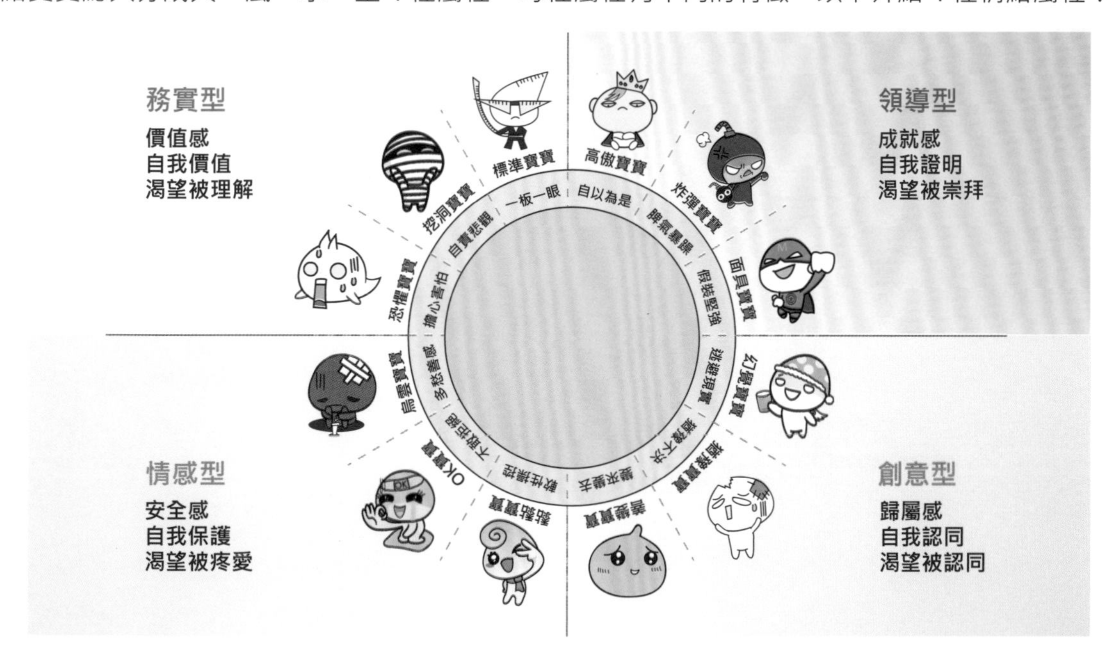

■ 牌卡架構

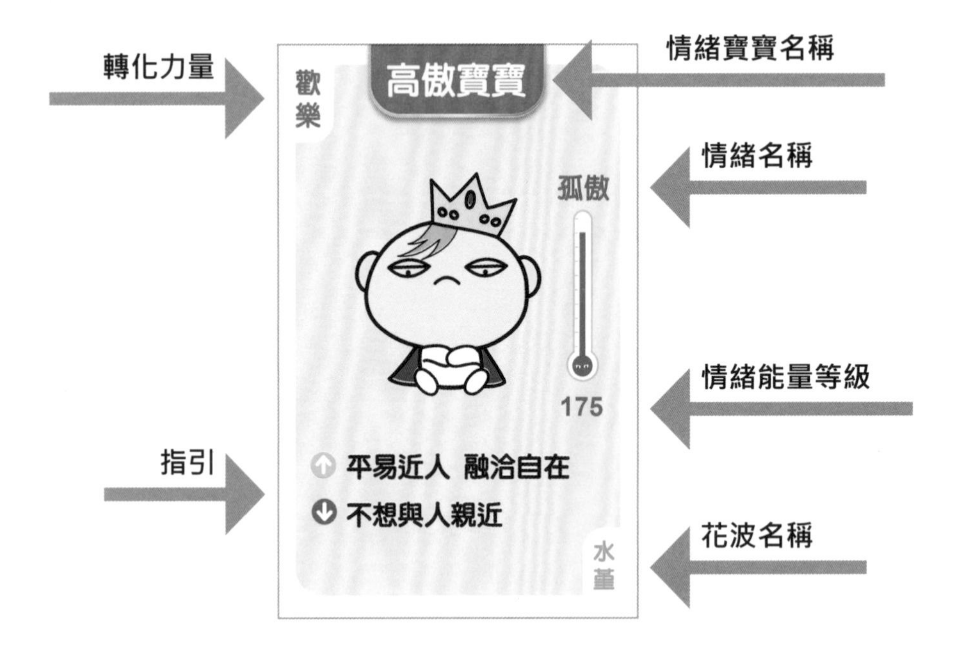

轉化力量
歡樂
高傲寶寶
情緒寶寶名稱
情緒名稱
孤傲
175
情緒能量等級
指引
平易近人 融洽自在
不想與人親近
花波名稱
水堇

每張情緒寶寶牌卡上面，都有這些資訊：

「情緒寶寶名稱」：情緒寶寶的名字

「情緒名稱」：這張牌卡對應的情緒

「情緒能量等級」：這種情緒的能量等級

「指引」：關於這種情緒的指引（上面的是正面指引，下面的是負面指引）

「轉化力量」：可以轉化這種情緒的力量

「花波名稱」：可以協助轉化這種情緒的花波

牌卡的右下角有著相對應的花波名稱，以這張「高傲寶寶」牌卡為例，它的相對應花波是「水堇」，因為水堇的能量可以調整「孤傲」的情緒。

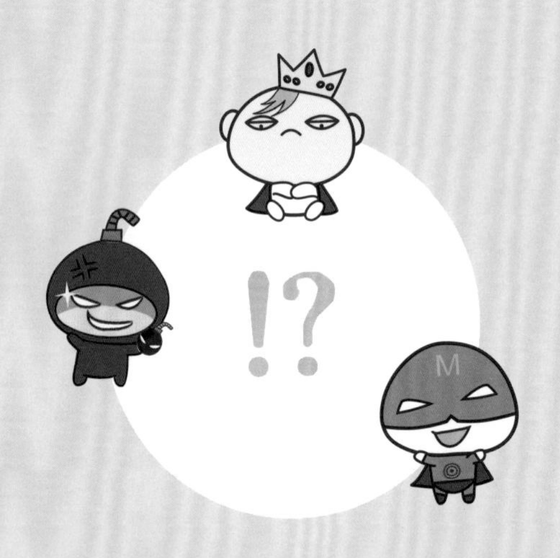
!?
M

火屬性牌卡｜圖解｜相應能量花波

高傲寶寶、炸彈寶寶、面具寶寶

這個單元介紹火屬性的牌組，包括高傲寶寶、炸彈寶寶和面具寶寶，他們具有非常激烈、激進，以及勢在必得的情緒特質。

火屬性的情緒價值觀在於「自我價值的彰顯」，具備領導特質，責任感也比較重，帶有激進與強烈的企圖心。

讓我們一起認識火屬性的情緒寶寶。

2-1 高高在上的高傲寶寶

我的內心其實熱情如火

不聽別人說話而
戴起來的耳塞
穿戴皇冠與披風，
以為自己是皇室貴族
自以為是
的不屑眼神
隨時隨地都要兩手交叉
或叉腰，顯示王者風範
高高在上，
喜歡坐在高處
由上往下看

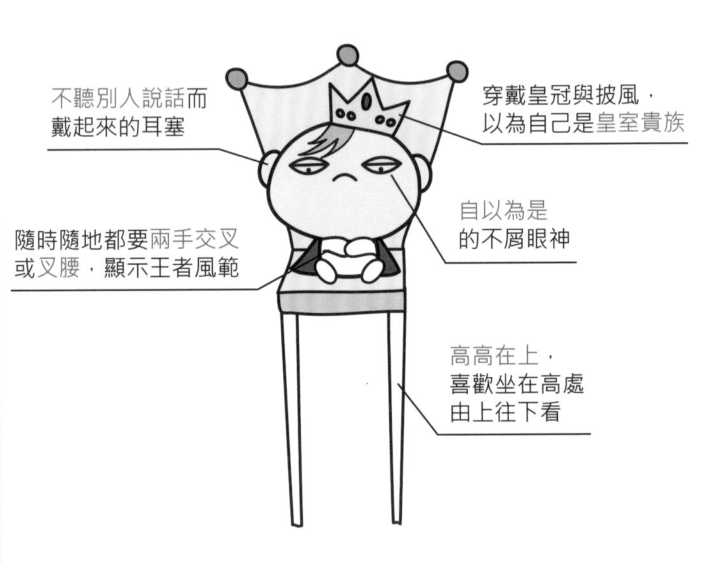

你喜歡獨來獨往、高高在上，或覺得自己很完美、偶爾有點自戀？

高傲寶寶總是活在自己的世界裡，高高在上、目中無人、極度自信、自尊心強、自我感覺良好，並且是一個嚴重的自戀狂。那些通常會被朋友戲稱為「女王」、「王子」的人，內心很有可能都住著高傲寶寶喔！

因為高傲寶寶非常注重隱私、喜歡獨處，又自命清高，所以通常不喜歡交際應酬。他們喜歡獨來獨往，或者只喜歡跟自己認同的人相處交往。雖然高傲寶寶外表看起來孤傲冷漠，讓人有距離感，感覺難以靠近，其實他的內心熱情如火，只是很少人敢主動接近，所以這一面不為人知。

對高傲寶寶來說，只要你跟他夠熟識並且被認同，就會認定你是他「領土」內的人，會對你非常照顧及保護，相對地也會對你予取予求，還會呼來喚去！

人格優勢

自我感覺良好、自信十足、又愛面子，所以高傲寶寶很難被挫折打敗，就算遇到再大的困難，無論如何都會想盡辦法解決與突破。外表看起來充滿自信、企圖心強、能力好，所以很容易被賦予重任，並且成為團隊裡面的領導者。

人格劣勢

因為自尊心強、目中無人、不愛交際，所以很難擁有知心好友，容易錯失生命中的際遇與機會。

口頭禪

「聽我的就對了！」、「照我說的做就對了！」、「不用說了，我都知道！」、「哼！怎麼可能？」

轉化方式

高傲寶寶的外在形象呈現孤傲冷漠，其實是為了隱藏內心深處的不安全感，因為高傲寶寶的內心相當敏感、脆弱且害怕受傷。為了保護自己不被傷害，所以高傲寶寶不喜歡主動與人太過接近，他會用強勢的形象、自信及自尊把自己武裝起來，假裝不在乎，不讓自己有任何受傷的可能，所以他只有在獨處的時候才有機會鬆口氣，卸下武裝做自己。

高傲寶寶要把心放開，勇敢去愛、接受愛，不要過度壓抑自己的情感。相信愛，讓愛的能量流動，用愛的溫暖來融化根深蒂固的自我防衛機制，如此才是療癒內心深處不安全感的最佳方式。

測驗自己的高傲寶寶指數

- ☐ 我喜歡獨來獨往，別人覺得我孤傲冷漠，不與人親近
- ☐ 我覺得自己比別人優越，偶爾有點自戀
- ☐ 我喜歡命令他人，要求別人照我的方式做事
- ☐ 我的能力很強，經常覺得別人無能
- ☐ 我的自尊心很高，很好強、好勝
- ☐ 我是一個工作狂，只問成功與否而不在乎任何挑戰
- ☐ 我經常無法苟同他人的想法
- ☐ 我不太與人溝通我的想法，覺得沒有人可以瞭解我
- ☐ 我不能被看不起，這是攸關面子問題
- ☐ 我會不屑與某些人做朋友

我的高傲寶寶指數（1 個選項為 1 分）：＿＿＿＿＿＿分

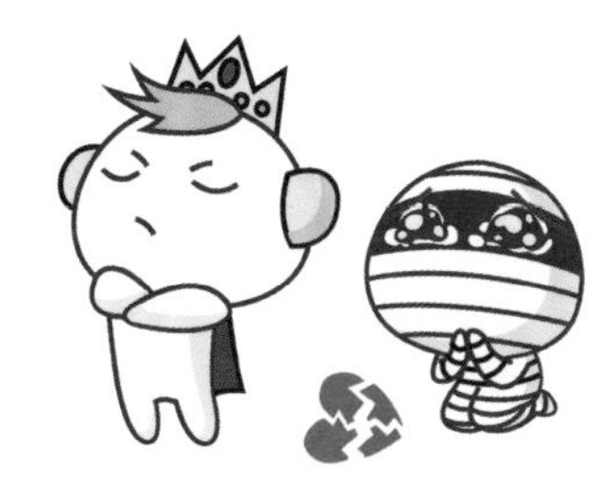

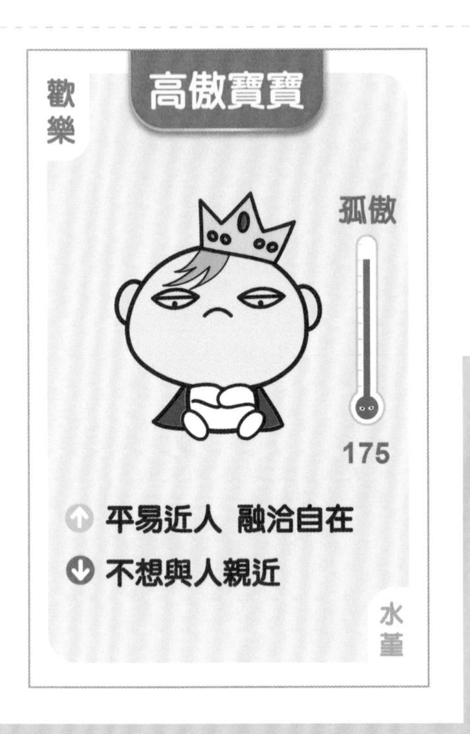

這張牌卡是高傲寶寶的「孤傲」，情緒能量等級是175，轉化力量是「歡樂」。

抽到這張牌卡，代表你對這件事情的態度偏向孤僻、冷漠、不想與人交流。高傲寶寶處於一種自我感覺良好、高高在上的情緒狀態，和外界自動築起高牆，所以跟人之間產生距離，不容易靠近，像一個獨行俠。

雖然你可以獨立運作，但是很多事情的發展都和人際關係有關，如果帶著高傲、由上往下的姿態跟人們交流，只會讓你和人之間的距離越來越遠，可以用更有愛的態度去看待身邊的人，帶著愉快、歡樂的心態與人接觸，才可以更融洽、自在地交流。

⊙水堇花波頻率特質

- 孤傲冷漠，無法與人親近、自戀狂。
- 自視甚高、自我克制力強、喜歡獨來獨往。
- 不會向別人訴苦，也不會與人爭論，更不喜歡接受別人的關懷。
- 注重隱私，習慣獨處，讓人覺得有距離感。

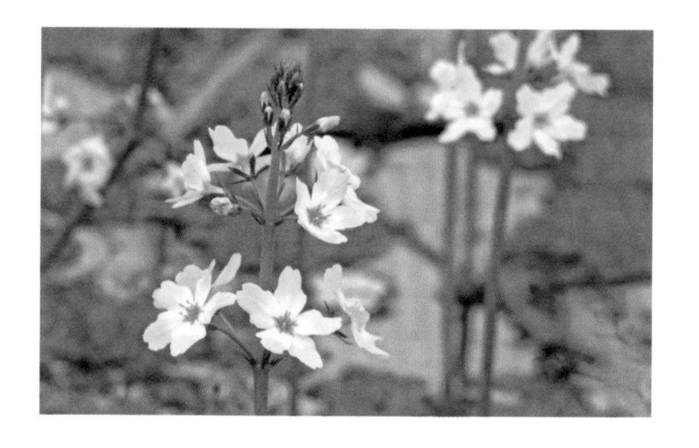

⊙情緒轉化方式

這張牌卡的轉化力量是「歡樂」，不要太過於嚴肅，讓自己多一點歡樂的能量，有意識地縮短自己與他人之間的距離，對於你現在想要突破的事情會有所幫助。

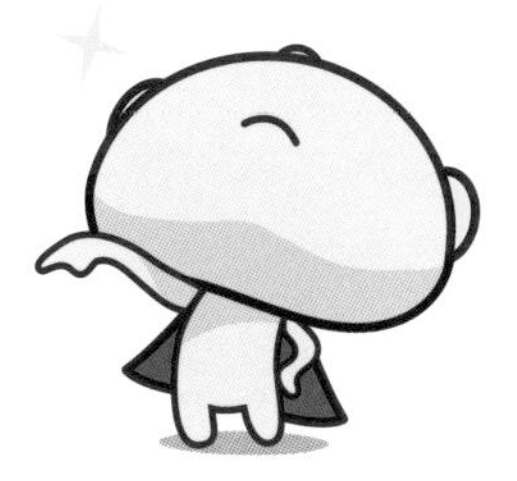

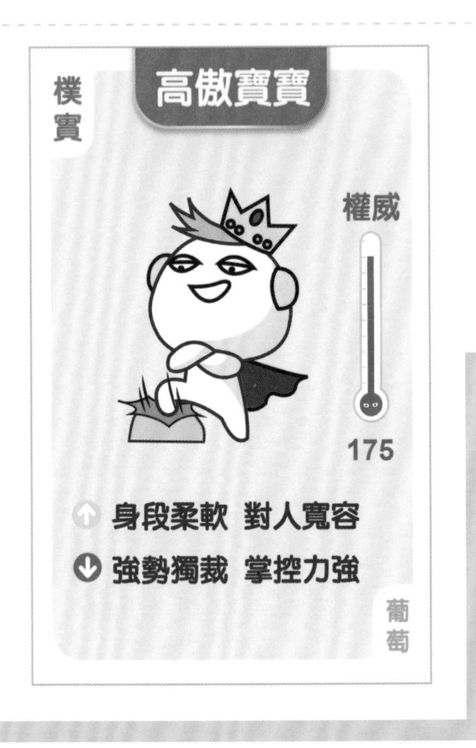

這張牌卡是高傲寶寶的「權威」，情緒能量等級是175，轉化力量是「樸實」。

抽到這張牌卡，就代表你可能在這件事情上面非常強勢，很有自己的想法，做事有條理且深具能力，始終有必勝的信念，並且深深相信自己做的事情都是對的，也喜歡命令別人，掌控一切。

過度要求別人接受自己的做法，不一定有好結果，有時候身段柔軟一點，好好溝通，很多事情才會往你想要的方向前進。

⊙葡萄花波頻率特質

- 強勢、獨裁，常為自己或他人做決定，並負起責任。
- 能力強且具優越感，習慣性指揮別人，以完成自己的願望。
- 喜歡操控他人，行事作風十分霸道。

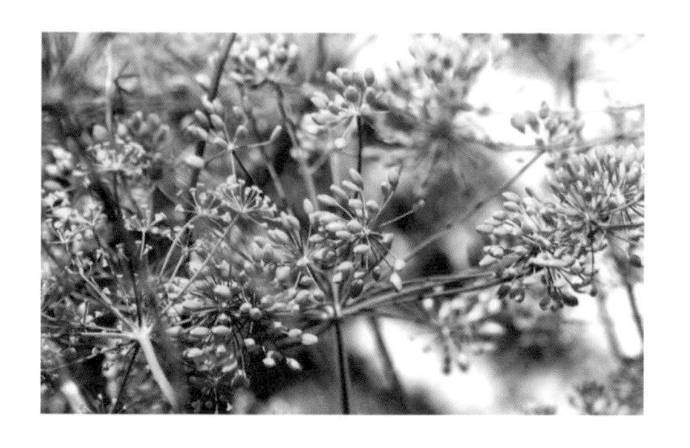

⊙情緒轉化方式

這張牌卡的轉化力量是「樸實」，要你用平常心，更有理解力的方式去跟對方溝通。

過於強勢、獨裁，並不一定能夠以德服人，牌卡正面的力量就是要你身段放軟，不要太過強硬。

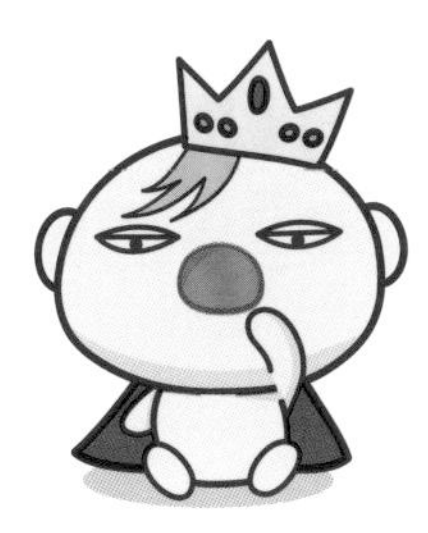

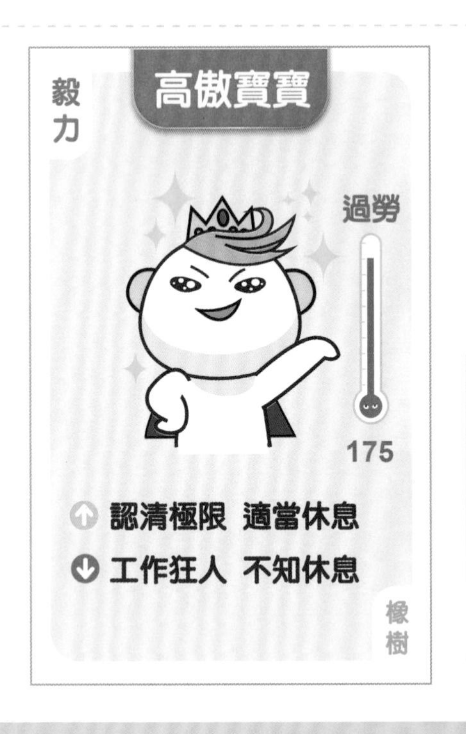

這張牌卡是高傲寶寶的「過勞」，情緒能量等級是175，轉化力量是「毅力」。

抽到這張牌卡，代表過於專注在工作，變成一個不知道休息的工作狂，你可能正處在過勞的狀態。

為何會過勞呢？當工作到很亢奮時，身體就會提升腎上腺素，讓我們的精神高昂，但是經常這麼做會透支體力，所以這張牌卡就是要你認清自己的極限、適當休息。

你會固執守著自己的堅持，對自己和同儕一視同仁嚴厲要求。這種人沒有幽默感、沉默無趣，對你來說，工作要有規劃步驟，工作場所也要依照所有的規定。

認清自己的極限、適當休息，你才能夠走得更長遠，完成目標！

⊙橡樹花波頻率特質

· 無所畏懼、勇往直前、努力不懈，不知休息的重要性。
· 全心投入工作，其他事情均擺在次要地位，嚴重影響生活品質。沒有工作，反而不自在。

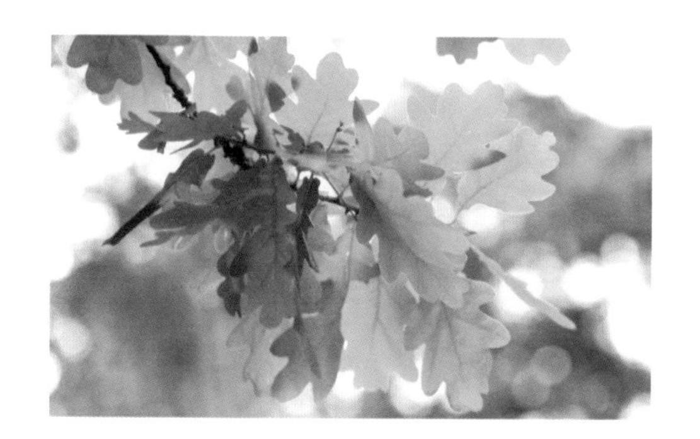

⊙情緒轉化方式

這張牌卡的轉化力量是「毅力」，你是非常有毅力的人，對一定要完成的事情非常堅持，現在要把這個「毅力」用在平衡生活上。

如果能夠好好休息讓身體恢復，才有繼續奮鬥的力量。

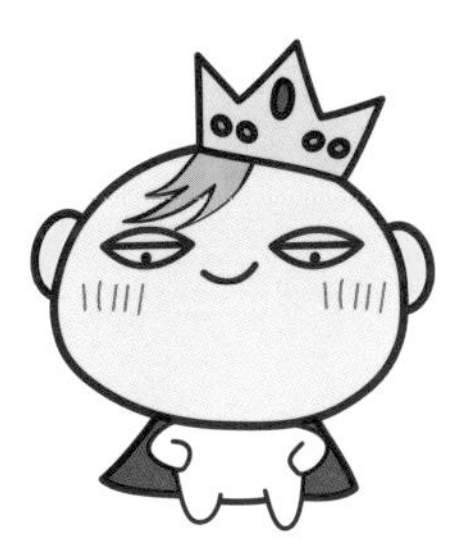

2-2 脾氣暴躁的炸彈寶寶

內建使命必達的神速幹勁！

經常性爆炸
而變炸彈的頭
逼死人的
凶狠目光
因為憤怒而
紅通通的身體
手上拿著小炸彈，
隨時準備攻擊別人

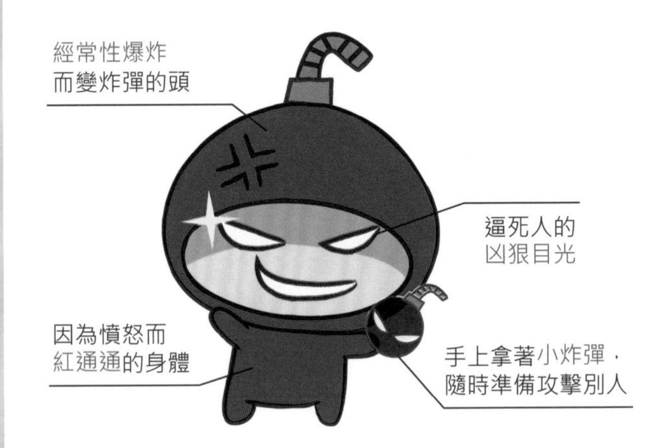

炸彈寶寶的特質就是動作迅速，凡事講求效率，不管吃飯、說話、工作的速度都很快。做事積極、有強烈的企圖心，是使命必達的要求者。

對於能力不佳，或是動作慢的人超級沒耐心，會覺得他們礙手礙腳，認為自己做比較快。

這種人格類型的人容易神經緊張、脾氣暴躁，也會覺得自己是受害者而產生抱怨，經常為小事大發脾氣，且容易被激怒和情緒失控，所以情緒爆點很多。如果你不小心惹到他、踩到他的爆點，那就等著被他丟炸彈吧！

人格優勢

思想敏捷、動作迅速、精力旺盛、積極、做事情非常有效率、對目標使命必達、有百分百的企圖心。

人格劣勢

焦慮、緊張、沒耐心、急躁、壞脾氣、容易跟別人起衝突、時常心情不好。無法理解與包容，總會認為別人都不夠好，什麼事情都一定要親力親為，搞得自己很累。

口頭禪

「快一點好不好！」、「你真的很煩耶！」、「講重點好不好！」、「氣死我了！」

▫ 轉化方式

有時候炸彈寶寶跑得太快，只顧著達成目標，卻沒有花時間好好體驗和留意周圍環境，少了對生活和身邊人事物的體驗與感受。

下次情緒來的時候，試著先停下來，站在對方的立場想一想，先瞭解別人無法完成的原因，試著理解與包容這一切的發生。

體諒，是炸彈寶寶改變的關鍵，如果你能夠成為一個可以體諒別人、不亂發脾氣，只會在適當時機抒發情緒，且又具有企圖心和行動力的炸彈寶寶，那麼做起任何事情一定事半功倍！

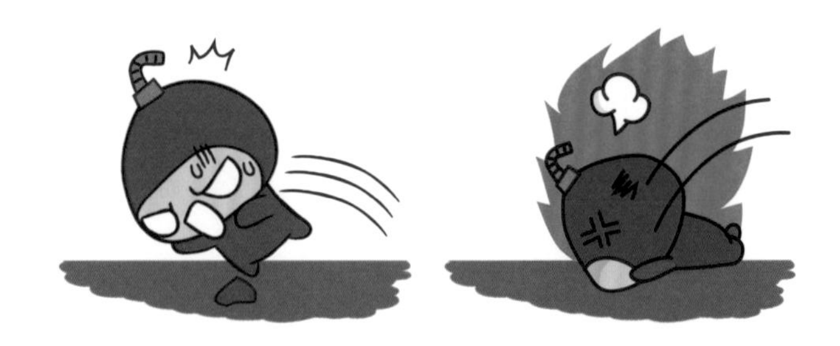

測驗自己的炸彈寶寶指數

□ 我是個急性子的人，動作快、吃飯快、說話也很快

□ 我的脾氣不好，很容易為小事情發脾氣

□ 我常常無緣無故大發脾氣，而且容易被激怒

□ 我的脾氣來得快、去得也快

□ 講求效率，容易對動作慢的人沒有耐心

□ 我很容易情緒化，經常情緒失控

□ 我的生活步調很快，停不下來

□ 我需要用激烈運動的方式，作為紓壓的出口

□ 別人說我很愛生氣

□ 我會羨慕別人

我的炸彈寶寶指數（1 個選項為 1 分）：＿＿＿＿＿＿＿分

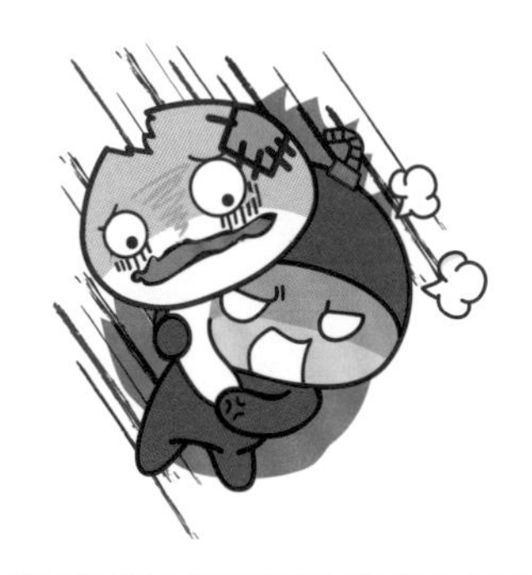

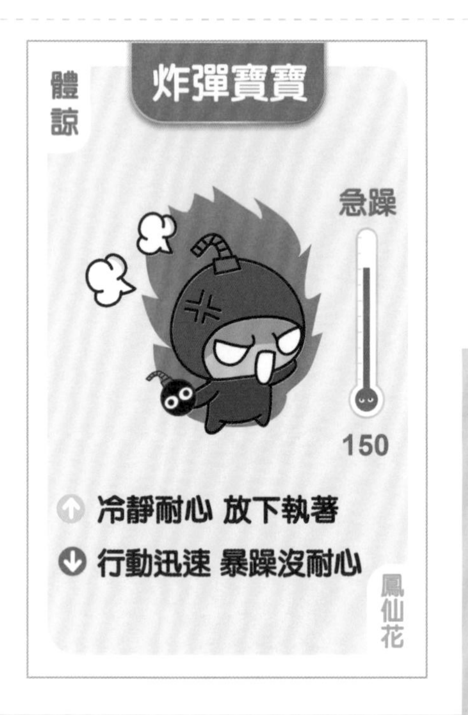

這張牌卡是炸彈寶寶的「急躁」，情緒能量等級是150，轉化力量是「體諒」。

它的正面指引是要你冷靜耐心，放下執著；負面的情緒狀況是動作迅速、暴躁、沒有耐心。

當你抽到這張牌卡，代表你對這件事情的情緒比較急躁、缺乏耐性，少了冷靜思考的層面而易衝動行事，一旦面臨別人的做事速度無法趕上，你就會挑剔批評，特別容易出言無狀。

你的行動迅速，永遠都覺得別人的時間走太慢，若是被迫放慢速度，就覺得十分受罪，跟動作慢的人在一起，無法保持耐心，容易暴躁易怒。這張牌卡的指引，就是要你保持冷靜、保有耐心。

⊙鳳仙花花波頻率特質

· 無緣無故大發脾氣，但來得快，去得也快。
· 做事或說話都是急驚風，很難與人共事，缺乏團隊精神。
· 動作、吃飯、說話的速度均很快。
· 思想及行動敏捷，對動作慢的人感到不耐煩。
· 過於緊張、沒耐心。

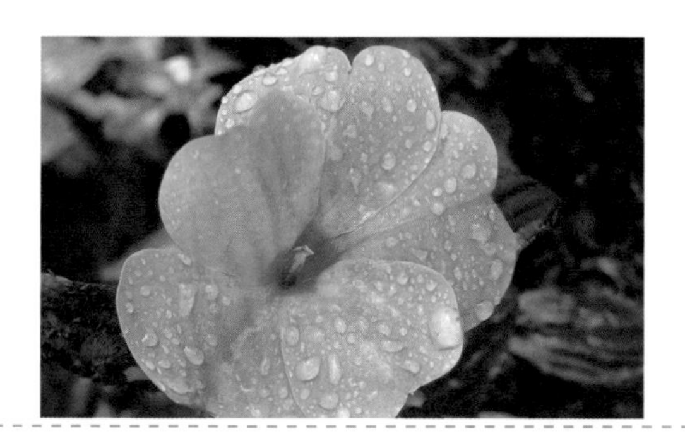

⊙情緒轉化方式

這張牌卡的轉化力量是「體諒」，當你在很急躁的時候要試著去瞭解，不是每個人的做事方式都跟你一樣。

冷靜下來，不要執著於自己的做法，切勿急躁，理性溝通是一件很重要的事。

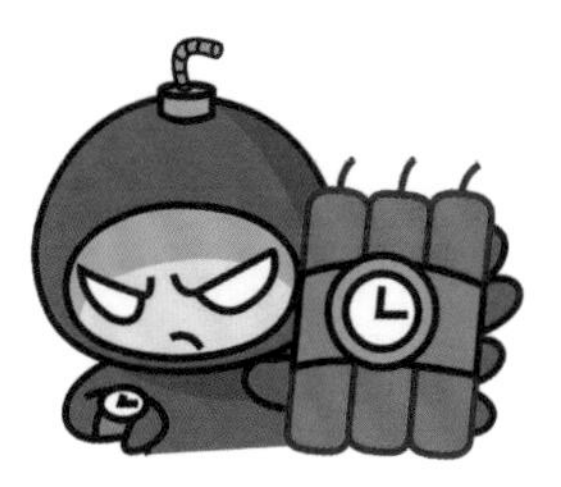

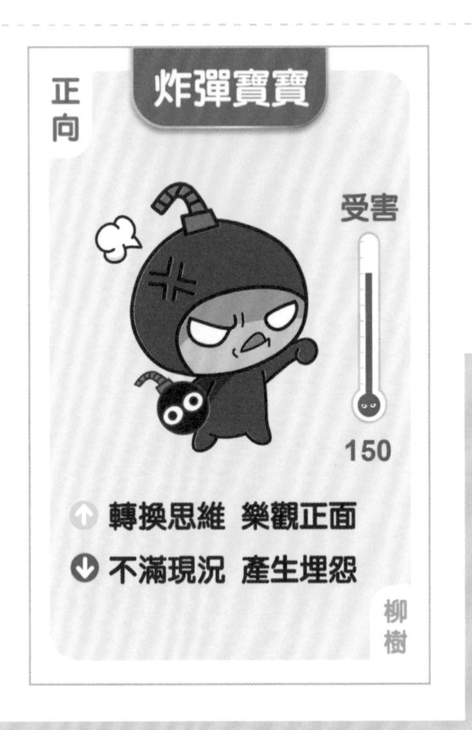

這張牌卡是炸彈寶寶的「受害」，情緒能量等級是150，轉化力量是「正向」。

抽到這張牌卡，代表你可能對於事情抱著受害、相當委屈的情緒狀態，你可能在抱怨身邊的人，或者是覺得這個世界怎麼這麼不公平，因而產生埋怨。

這張牌卡在告訴你，現況或許不能盡如人意，但是抱怨、受害，不會有任何正面效果，反而是當我們在抱怨的時候，抱怨的負面能量就會吸引更多的「抱怨」到身邊，你會發現一個愛抱怨的人，身邊時常圍繞著一起抱怨的人。

抱怨只會吸引更多的負面能量，讓你進入惡性循環中，很難跳脫出來。

不論現在狀況如何，你無法去改變別人，唯一能夠改變的人，就是你自己。

⊙柳樹花波頻率特質

- 覺得老天對自己太不公平了。
- 怨天尤人，經歷不平等遭遇，內心充滿悲憤與憎恨。
- 不願意面對現實、改變現狀。
- 對自己的努力無法獲得回報，而別人卻能輕易成功之事，感到憤恨難平。

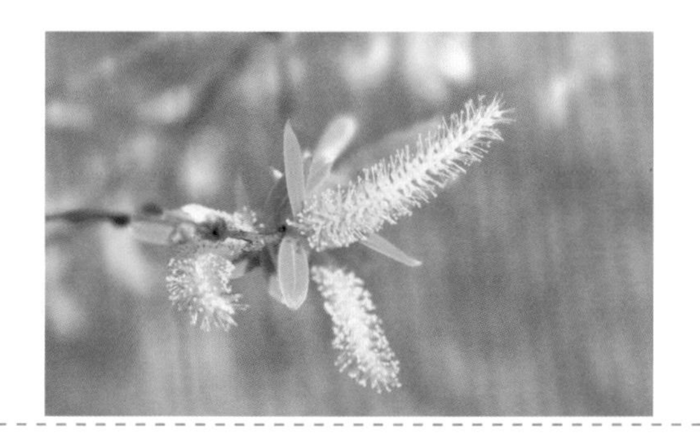

⊙情緒轉化方式

這張牌卡的轉化力量是「正向」，代表要用更正面的態度去面對人生。

當你開始感到受害情緒時，第一時間就要打斷負面想法，停止受害的念頭，用正向態度面對一切。

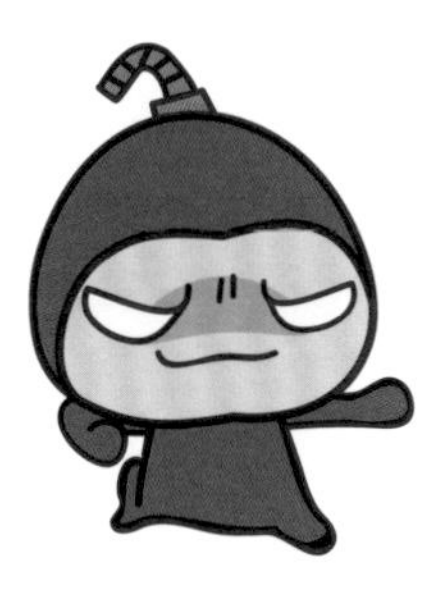

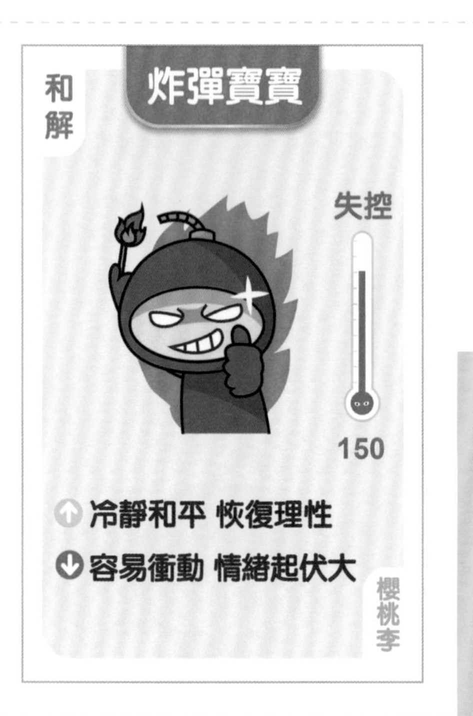

這張牌卡是炸彈寶寶的「失控」，情緒能量等級是150，轉化力量是「和解」。

抽到這張牌卡，代表你現在可能處於一種衝動的情緒狀態，也許是遇到了什麼事情，讓情緒變得激動，因為內心非常害怕自己失控，神經也一直緊繃著。

這件事情會踩到你的地雷，讓情緒大爆炸，更要特別覺察與留意。

這張牌卡告訴你要冷靜和平，恢復理性，當我們丟出情緒的時候，回彈的會是更大的情緒，這個狀態對你並沒有幫助，用情緒去碰撞對方，不能達到想要的結果，如果能夠讓自己恢復理性，很多事情可能就迎刃而解。

⊙櫻桃李花波頻率特質

- 情緒容易失控，造成自己或他人的困擾。
- 過度緊繃。
- 擔心失去控制，做出令人害怕的事情。

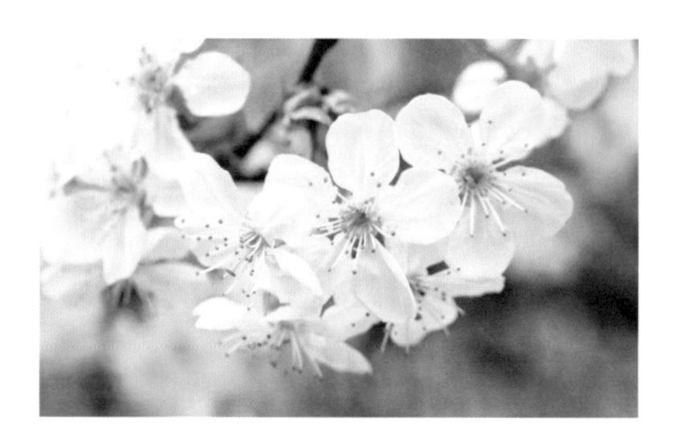

⊙情緒轉化方式

這張牌卡的轉化力量是「和解」，提醒你需要恢復冷靜和平，與其失控爆走，不如冷靜地好好跟對方溝通，或許會出現更好的解決方式。

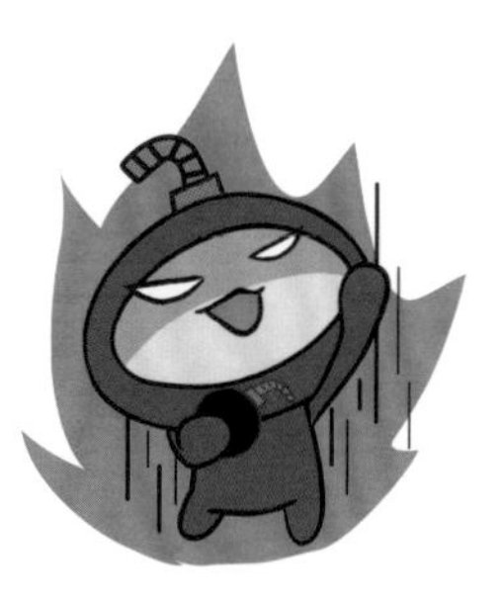

2-3 強顏歡笑的面具寶寶

請看我盔甲背後的真實面容

代表面具「Mask」的M符號
長期戴著面具，不顯露真正的自己
M
喜歡當英雄，穿著超人的披風
喜歡不斷地創造，身上有象徵目標的標靶

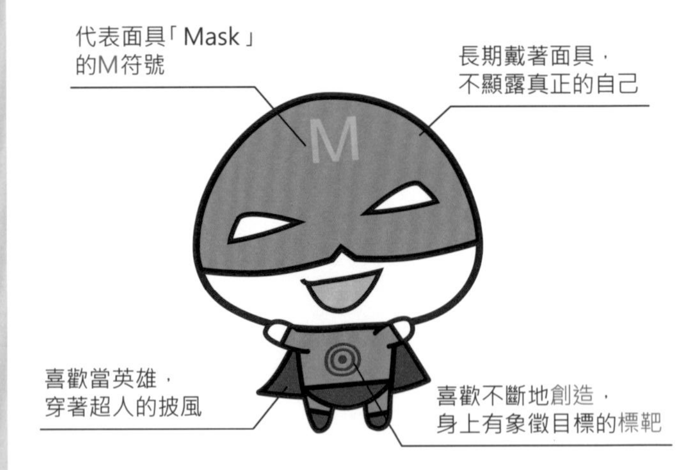

你是不是很重視形象，不喜歡示弱、求援？

喜歡一個人解決問題，覺得自己來就好了？或是責任感很重，經常承受巨大的壓力？

面具寶寶表裡不一，是個不折不扣的形象鬼，在外人面前展現出光鮮亮麗的模樣，只願意讓別人看到自己最好的一面。遇到困難的時候，表面上會強顏歡笑、故作堅強，為了面子而不願意求援，就算內心飽受折磨，也會獨自扛起責任，一個人面對所有的問題。假裝自己很堅強，用笑容、幽默、故作輕鬆，來掩飾內心的不安。

面具寶寶很容易因為承擔太多責任而讓自己承受極大壓力。一旦遭受挫折，就很容易藉酒澆愁，或是透過藥品安撫情緒。正因為無法將內心的想法說與旁人聽，只好靠其他方式來紓解自己的情緒與壓力。

人格優勢

在別人面前看起來一切都很好，容易得到別人的讚賞與信任。

人格劣勢

壓力指數最高的人格特質，要隨時保持形象，讓身心飽受壓力折磨，又不願意訴苦，無法紓壓。

口頭禪

「沒事」、「我很好」、「還好啊！」、「我可以的！」

轉化方式

面具寶寶的內心其實很膽小、很怕受到傷害、害怕得不到別人的認同，才會用這種方式來保護自己。他們用面具，把自己跟身邊的人，還有這個世界隔離，因為他們害怕一旦把心門打開了、跟別人太過接近，就會受到很多因為不符合自己期待而造成的傷害。因為害怕得不到別人的認同，才會如此拚命地做很多事情，只為了證明自己的存在價值。

因此，改善面具寶寶最重要的是——相信自己的價值。無論成功或失敗、無論美或不美，自己都是獨一無二，無法被取代。別人的認同，是他人的標準投射，與自己的價值無關，不要因別人的評論而影響自我認同。

真實做自己，不要太在乎別人看你的眼光，人一定會有脆弱的時候，不要一直硬撐，允許自己真情流露，讓別人有機會可以更靠近你。

試著相信身邊的人，這個世界是安全的，試著讓自己放手，或許你會發現，當脫掉面具與盔甲之後，這個世界還是一樣在運轉，你的生活還是一樣在前進。但是，你可以活得更輕鬆自在。

測驗自己的面具寶寶指數

- □ 我經常會承擔許多責任、承受巨大壓力
- □ 我不會向他人訴苦，不示弱、不求援，喜歡一個人解決問題
- □ 我常常身心疲累、操勞過度，總是有做不完的事情
- □ 當我看不慣別人做的事，最後乾脆自己來
- □ 為了符合某種外在正面形象，我必須假裝自己是那樣子的人
- □ 我很愛面子，很在乎別人怎麼看我
- □ 我經常保持良好的形象，大部分的人不知道我的真實個性
- □ 我很壓抑自己的情緒，即使有不舒服的情緒，大多時候都會選擇不說
- □ 出門時會打扮，確保我的外在形象
- □ 即使對於上級指示不滿，還是畢恭畢敬

我的面具寶寶指數（1 個選項為 1 分）：____________分

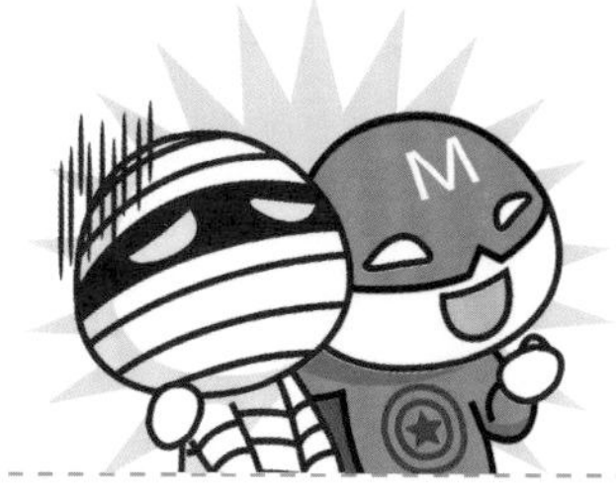

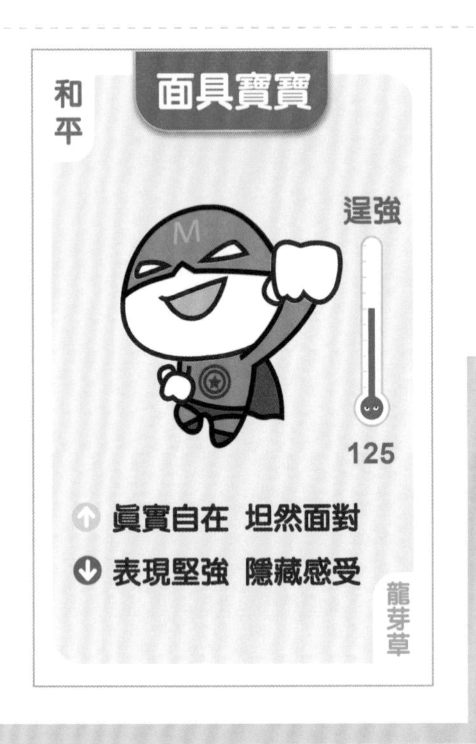

這張牌卡是面具寶寶的「逞強」，情緒能量等級是125，轉化力量是「和平」。

抽到這張牌卡，表示你習慣在別人面前展現最好的自己，有損形象的事情會隱藏在心中，有話不想說出來，任何痛苦往心裡吞，也不會求援，什麼事情都要自己來，喜歡扮演「英雄」的角色。

平常與人交際時，往往用開玩笑來代替怒氣，面臨困難、煩惱的時候，總是會假裝不在乎，習慣用幽默打趣的方式，把煩惱隱藏在心裡面，用虛假的歡樂掩飾自己的不安，長期下來，便累積許多的負面情緒。

這張牌卡告訴你要更真實、自在地與人相處，因為過於逞強，已經承受太多的壓力，也會跟身邊的人產生疏離感，讓人難以親近、無法真心的交流。現在是時候面對自己的感受，卸下面具，在你需要幫忙的時候，勇敢求援。

⊙龍芽草花波頻率特質

- 擔心或痛苦時，想要遠離他人而獨處。
- 表面強顏歡笑，內心飽受折磨。
- 遇到問題時，為了避免與他人爭執，或增加他人負擔，而獨自挑起責任，獨自解決。
- 將憂慮隱藏在無憂無慮的面具下，內心受苦，卻表現出喜悅。

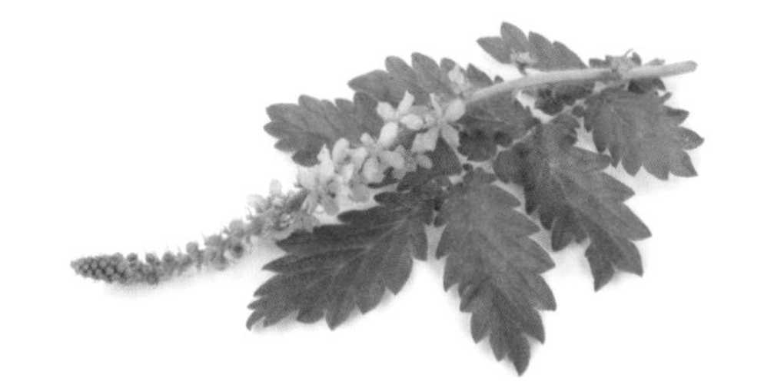

⊙情緒轉化方式

這張牌卡的轉化力量是「和平」，沒有競爭、沒有紛爭，不用太在乎自己的面子，可以用更坦然、輕鬆的態度與旁人交流。

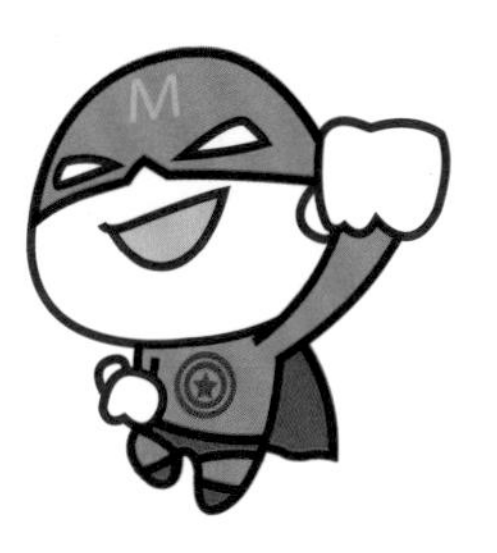

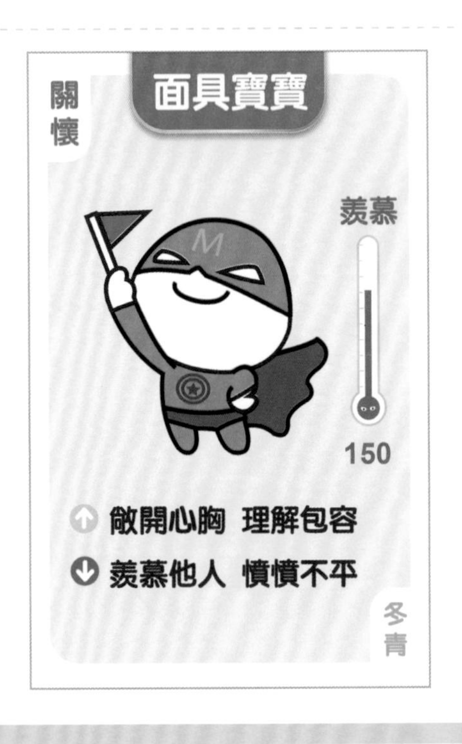

這張牌卡是面具寶寶的「羨慕」，情緒能量等級是150，轉化力量是「關懷」。

抽到這張牌卡，代表某一件事情或某一個人讓你非常的羨慕，甚至有一點嫉妒，心裡面或許會有「為什麼不是我」的念頭。

如果在健康的狀態下，「羨慕」的情緒可以激勵自己成為前進的動力，但是如果是在不健康的狀態，就容易演變為嫉妒、報復、猜疑等更激烈的情緒。當你開始羨慕其他人的時候，一定要特別留意，不要讓自己進入憤憤不平、怨天尤人的負面情緒。

這張牌卡的正面力量是「敞開心胸，理解包容」，你要把格局拉高，包容與接受你所羨慕的對象，這樣才能跟你羨慕的人事物同頻共振，吸引正能量到你身邊。

⊙冬青花波頻率特質

- 缺乏真愛、常為小事發脾氣。
- 猜忌、嫉妒、不信任他人，害怕遭人設計。
- 不太能夠表達對他人的關懷或情感。
- 報復、憤怒、懷疑。

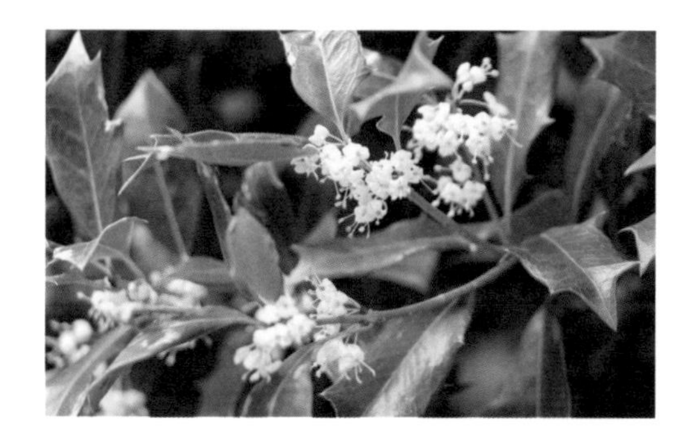

⊙情緒轉化方式

這張牌卡的轉化力量是「關懷」，或許你會很羨慕對方擁有的東西，但該你的東西就會是你的，不該是你的就不是你的，與其一直羨慕別人擁有的東西，不如把這股羨慕的情緒轉化為關懷與祝福，為別人的成果感到喜悅，反而有可能吸引這一股豐盛的能量來到身邊。

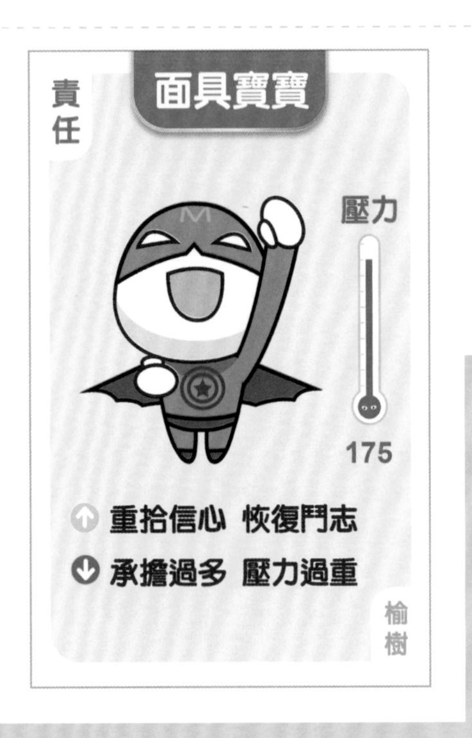

這張牌卡是面具寶寶的「壓力」，情緒能量等級是175，轉化力量是「責任」。

拿到這張牌卡就表示，你非常能幹也很有能力，但是已經承擔過多的責任，壓力太大，導致現在可能身心俱疲，也有一點情緒低落的狀況。

這張牌卡的正面指引是「重拾信心，恢復鬥志」，如果壓力太大，反而會讓人沒有辦法提起精神奮鬥，也容易失去信心與驅動力，這個時候需要重新調整自己的腳步。

你具有偉大的抱負，樂於為了自己的理想而受苦，很多時候這種動力會變成壓力。你的果斷、堅持造就成功，但往往也會帶來巨大的壓力。一旦因為工作耗盡體力，感到疲乏透支的時候，就容易進入憂鬱、沮喪的狀態。當你面對低落狀況的時候，反而會加倍努力，往往造成惡性循環，又落入氣力耗盡的憂鬱情緒。

⊙榆樹花波頻率特質

- 經常沒事找事做，覺得工作老是做不完。
- 因失去控制力，而滿腔失落感、沮喪。
- 責任感過重。
- 對工作期望過高。

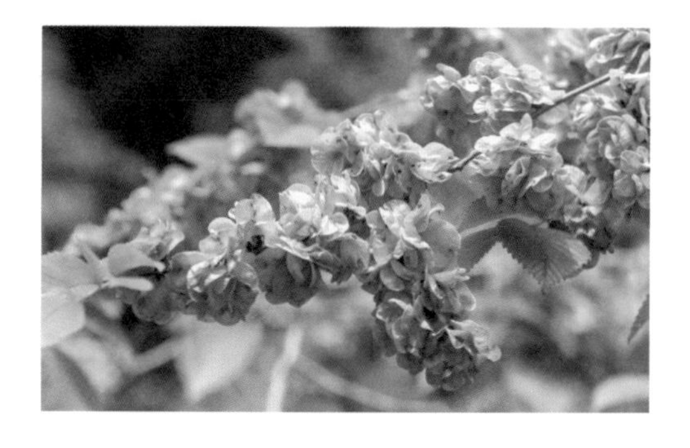

⊙情緒轉化方式

這張牌卡的轉化力量是「責任」，代表要對自己的狀態負責任，而不是一直讓自己承受巨大的壓力。

當自己無法負荷的時候，適當的停止、休息，或是求援，也是對自己負責任的方式，不要一個人默默承受。

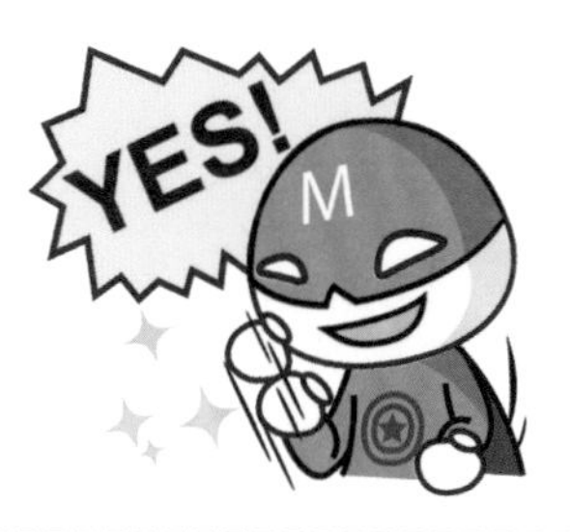

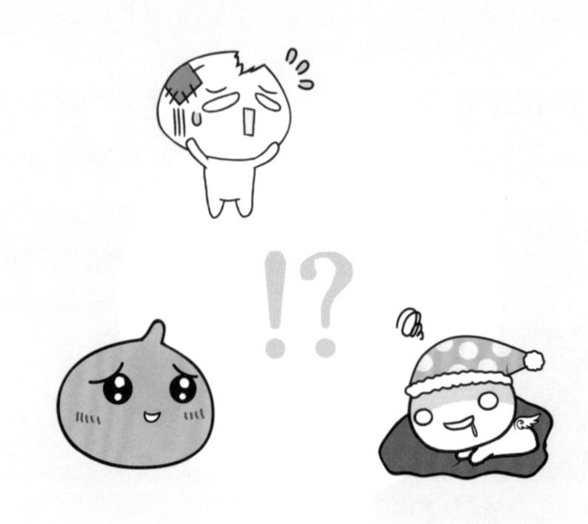

風屬性牌卡｜圖解｜相應能量花波

幻覺寶寶、猶豫寶寶、善變寶寶

這個單元介紹風屬性的牌組，包括幻覺寶寶、猶豫寶寶、善變寶寶。

風屬性擁有高變動的特質，頭腦中有非常多的想法。

一方面富有創造性，另一方面則有許多不確定性。

由於缺少落實的驅動力，容易飄忽不定，讓我們一起認識風屬性的情緒寶寶。

3-1 逃避現實的幻覺寶寶

帶我穿越現實迷霧

為了可以隨時進入白日夢
而準備的睡帽、睡墊
經常在白日夢狀態
所以眼神空洞
無力飛上天的
小小翅膀
沉浸在夢鄉裡面
而流下來的口水
懶散、易疲倦，經常
處在休眠狀態的身體

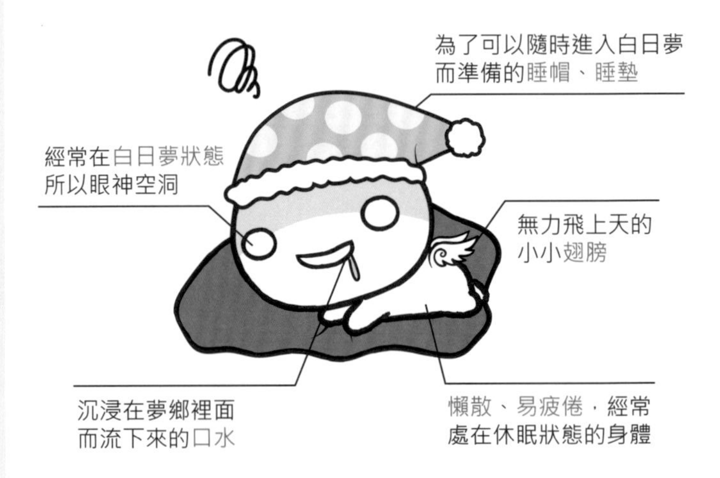

你是不是經常早上不想起床、不想上班或上課？

喜歡做白日夢、漫無邊際的空想？有很多的計劃跟想法，但是執行力差？

幻覺寶寶容易心不在焉、很難集中注意力，時常做漫無邊際的白日夢。無法活在當下，思緒容易沉浸在過去，不敢面對現況，還會藉由白日夢或睡覺來逃避現實。

很多幻覺寶寶會活在過去的豐功偉業，喜歡提自己風光的過去，卻不願意面對現實的狀況。總是告訴別人自己很好、有很多想法，只把希望寄託在未來，卻不喜歡務實執行，所以再好的想法都容易變得虛無縹緲、不切實際。

這種人格抗壓性低、容易疲倦、個性散漫，容易厭倦生活、無法承受生活壓力，遇到困難就想逃避。早上起床時，容易毫無精神地上班或上課，時常感到人生無趣。經常做一大堆計劃，卻總是拖延，遲遲不去落實，或是進行不順利的時候，就找藉口中途放棄，到最後一事無成，無法為自己負責任。

人格優勢

具有想像力，對未來有很多計劃和願景，容易激勵他人。

人格劣勢

不切實際，容易空口白話，很難落實想法且執行到底，久而久之便失去別人的信任。

口頭禪

「我還沒準備好⋯⋯。」、「相信我，下一次絕對不同⋯⋯。」、「我覺得現在很好啊！」

轉化方式

具有想法和願景是非常美好的一件事，但是不要都只是用「想的」，要更「踏實」地去執行每件事情，千萬不要好高騖遠，只等著做大事。

每天從完成「小目標」開始，慢慢累積小目標的成功結果，踏穩每一步，扎實地往前走，總有一天就會完成夢想中的大事了。與其努力用小翅膀一飛沖天，不如好好地鍛鍊自己的翅膀，讓它們成長茁壯，等到翅膀長大的時候，就可以在天空翱翔。

「做就對了！」是療癒幻覺寶寶的關鍵，因為計劃永遠趕不上變化，別停在原地空想。想要有所不同、想要成功，唯有透過不斷行動，並從行動當中學習成長，行得通的事就繼續做，行不通的馬上調整，如此邊做邊學，才有機會讓自己的生命往前邁進，突破幻覺。

測驗自己的幻覺寶寶指數

- □ 抗壓性低、無法承受生活壓力，遇到困難就會想逃避
- □ 具有非常多的想法，喜歡漫無邊際的空想
- □ 我有很多的計劃與想法，但是執行力差
- □ 早晨醒來時，經常不想去上班或上課
- □ 別人常說我不切實際、不務實，只會空想不會做
- □ 經常留戀於過去發生的景象
- □ 我訂定目標，但很少檢視結果
- □ 嘗試過很多工作，卻都覺得不理想，不知道自己要什麼
- □ 不知道未來到底要走向哪裡，迷失了自己
- □ 曾經有目標，過了一段時間，目標又換了

我的幻覺寶寶指數（1 個選項為 1 分）：____________ 分

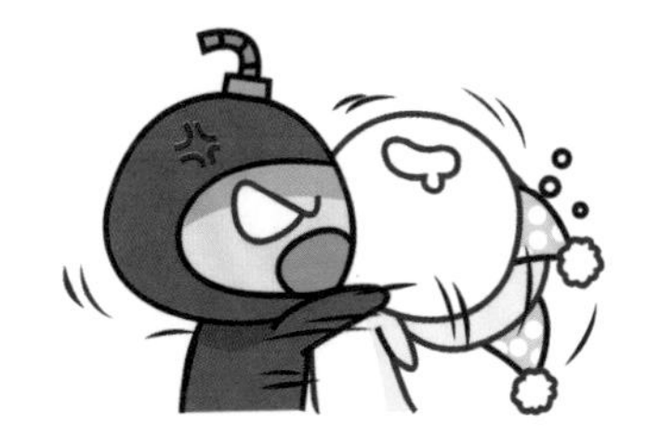

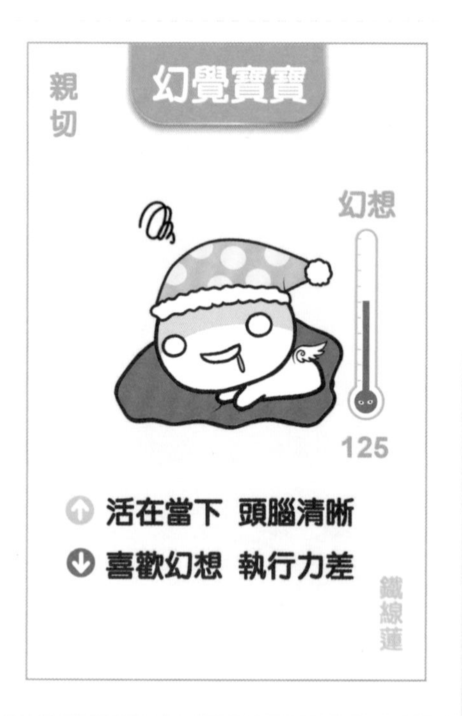

這張牌卡是幻覺寶寶的「幻想」，情緒能量等級是125，轉換的力量是「親切」。

幻覺寶寶有一個特色，就是腦中有許多想法，但是容易一直停留在「想法」的階段，沒有實際去執行。這也是為何幻覺寶寶會讓人有不切實際、喜歡做白日夢的印象。

抽到這張牌卡要提醒你，雖然你有非常多天馬行空的靈感和想法，如果只是停留在腦中思考，很容易進入漫無邊際的空想，無法聚焦。正面指引要你「活在當下，頭腦清晰」，把焦點帶回現在能做的事情，開始落地與執行。

「幻想」這種情緒狀態有另外一個含義，就是思緒都在「未來」，而不在「當下」。有可能是因為對生活失去熱情，不想面對現實，所以選擇讓自己進入對未來的空想狀態。

這張牌卡最重要的訊息，是如何讓自己把焦點放在「現在」能做的事情，把思想化為具體的行動！

⊙鐵線蓮花波頻率特質

- 時常心不在焉，注意力也無法集中。
- 無法活在當下，藉由做白日夢來逃避現實。
- 漫無邊際地空想，或漫無目的閒逛。

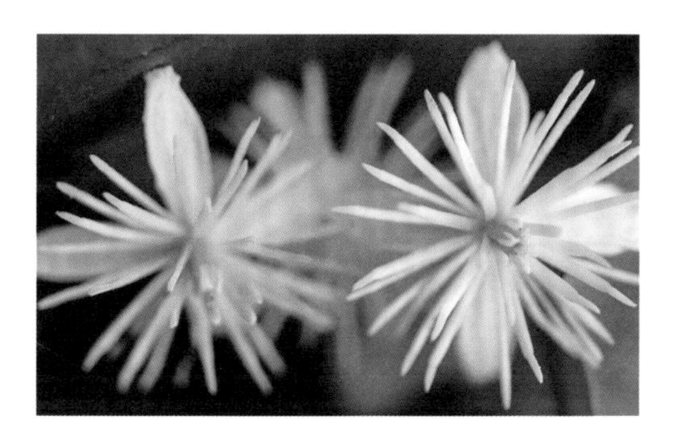

⊙情緒轉化方式

這張牌卡的轉化力量是「親切」，就是要你活在當下，用貼近現實的方式面對生活。

其實你具有前瞻眼光，只要能夠轉換情緒，讓天馬行空的想像力付諸實行，就能為人生帶來新風貌，成為社會上所謂的創新人士。

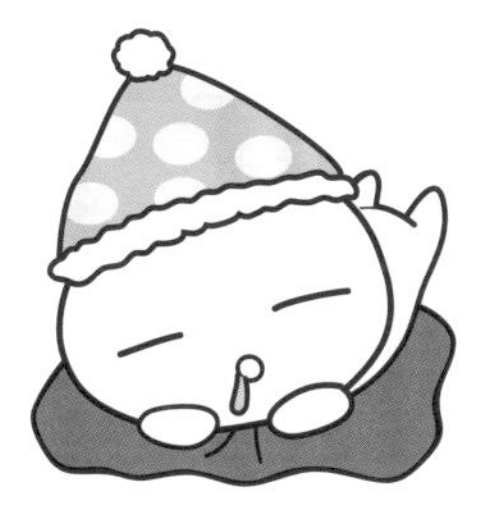

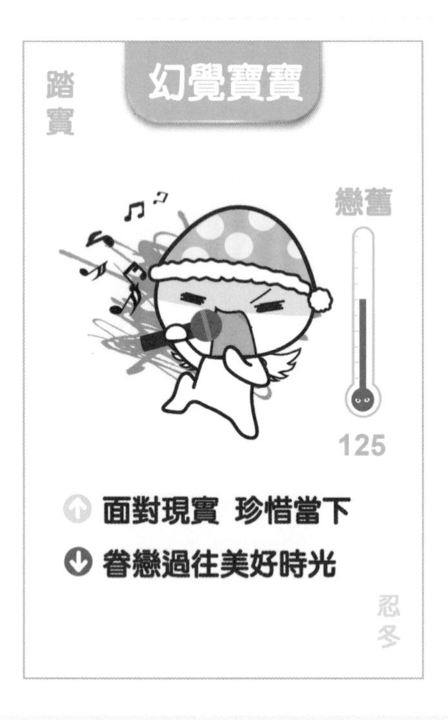

這張牌卡是幻覺寶寶的「戀舊」，情緒能量等級是125，轉化力量是「踏實」。

抽到這張牌卡，代表你一直抓著過往的經驗不放，對過去發生的事情有所眷戀，把思緒放在「過去」，而非「現在」。

這份對於過去的眷戀，有可能是關於過去的美好時光或豐功偉業，也可能是關於過往經歷的創傷。

「戀舊」這種情緒狀態，代表喜歡沉浸在過去的快樂時光，或是追憶過往，認為生命中最美好的部分已經遠去，看不到未來跟希望。而且對於目前處境深感不滿，總是停留在未實現的理想中，不斷追悔，從不期待自己可以過上開心的日子。尤其為現況所苦的時候，容易陷入回憶的避風港。

⊙忍冬花波頻率特質

- 經常回憶過去的傷痛。
- 沉湎於過去美好回憶，希望能重溫舊夢。
- 沉湎於過去的豐功偉業。
- 常常提起過去的某件事。

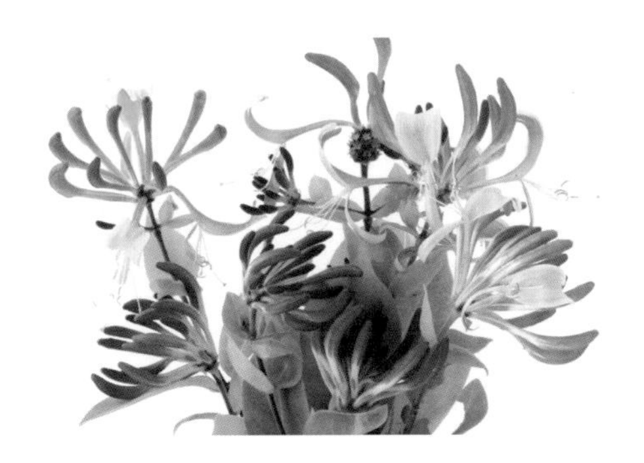

⊙情緒轉化方式

這張牌卡的轉化力量是「踏實」，正面意義就是要你「面對現實，珍惜當下」，不管過往多麼美好，都已經過去了。

回到當下，面對現在的自己，所有經歷過的一切都沒有白費，就是因為有過去的種種經驗，才造就現在的你。

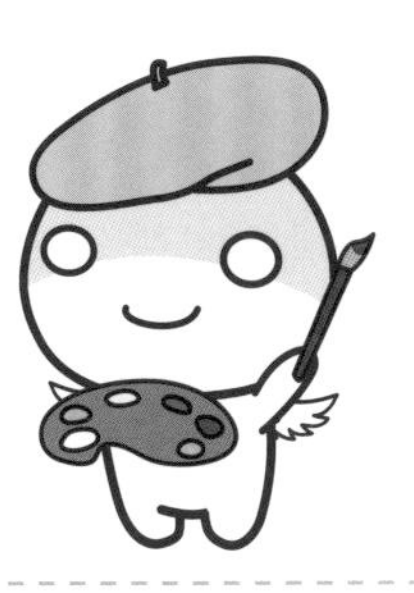

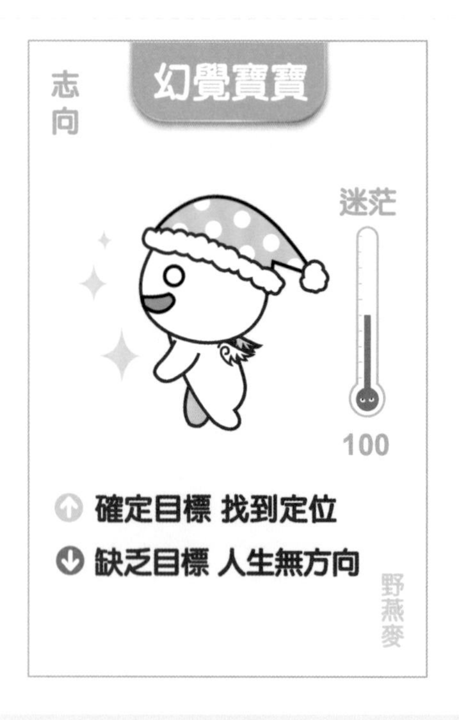

這張牌卡是幻覺寶寶的「迷茫」，情緒能量等級是100，轉化力量是「志向」。

你對於方向會迷茫的原因，有可能是不確定做這件事的意義在哪裡，當我們找不到做一件事的意義，就無法產生熱情，更無法堅定方向。

幻覺寶寶有另外一個特色，就是做一件事情都無法持久，很常改變方向，例如一直換工作、一直搬家、一直換伴侶。就是這種換來換去的特質，無法固定在一個方向的狀態，容易讓身邊的人覺得做任何事情都是三分鐘熱度，對人生充滿迷茫的印象。

這張牌卡主要告訴你，現在的方向還不明確，要更聚焦去找到定位與方向，你才知道如何前進。沒有明確的方向會感到很迷茫，一定要先把焦點放在確認目標與方向這件事情上面。

⊙野燕麥花波頻率特質

- 滿腔抱負，因執行力差而一事無成。
- 對現實不滿，而無法掌握時機。
- 嘗試許多工作仍覺得不理想，缺乏方向感。
- 一直找尋新的方法，難以下定決心做改變。
- 想成就一番事業，但是沒有明確的目標。

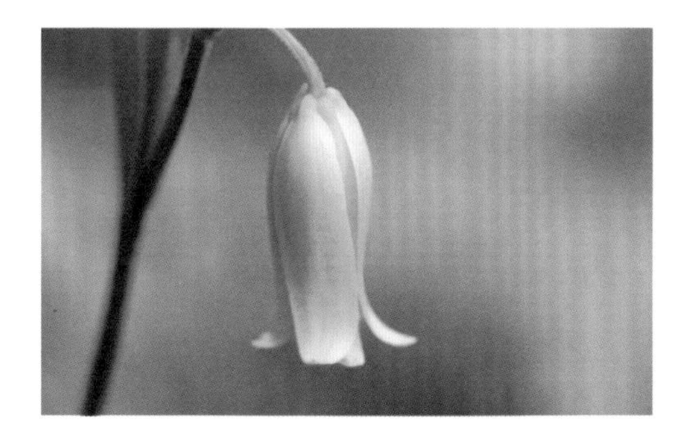

⊙情緒轉化方式

這張牌卡的轉化力量是「志向」，試著鍛鍊自己，選定一個方向之後，堅持一段時間，不要放棄。不要遇到熱情消退或是挫折，就馬上選擇離開，而是讓自己習慣把一件事情做好，或是至少做到一個段落之後，再來評估要不要繼續下去，而非習慣性地讓自己放棄。

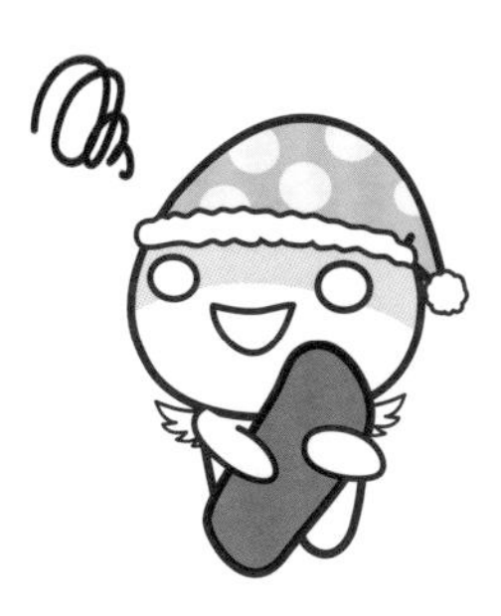

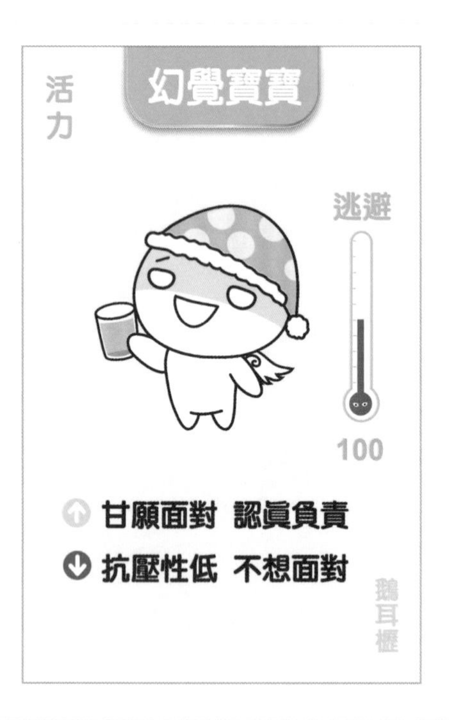

這張牌卡是幻覺寶寶的「逃避」，情緒能量等級是100，轉換能量是「活力」。

抽到這張牌卡，代表你現在可能在逃避某些事情，不想去面對。逃避會帶給你巨大的心理壓力，所以經常處於意志消沉、精疲力竭的狀態，也會讓自己感到生活沉重。這樣的情緒導致你不想起床、不想工作，或是不想上學，覺得生活充滿壓力。

壓力通常來自於生活的束縛，每天重複的生活模式讓你感到無趣，缺少創意和挑戰，失去了對生命的熱情，給人散漫、缺乏熱情、不夠積極的印象。

⊙鵝耳櫪花波頻率特質

- 早晨醒來時，有股不想上班的念頭，或是「假期後症候群」。
- 縱使感到疲倦，只要開始工作，倦怠感就自然消失。
- 看似無法承受生活重擔，其實能完成使命。

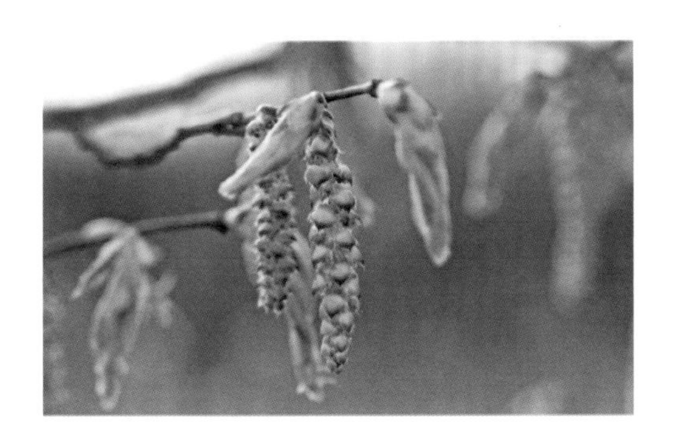

⊙情緒轉化方式

這張牌卡的轉化力量是「活力」，人在逃避的時候會呈現內疚、不想被發現、不想面對的狀態，身體自然感到疲倦、沒有活力，完全失去熱情。

對你來說，最重要的事情就是找到生活重心。

當明確知道應該要完成的人生目標後，就可以把專注力放在努力達成目標上面，打斷逃避現實的狀態。

牌卡的正面指引是要你「甘願面對，認真負責」，不要讓自己處在逃避的狀態中。

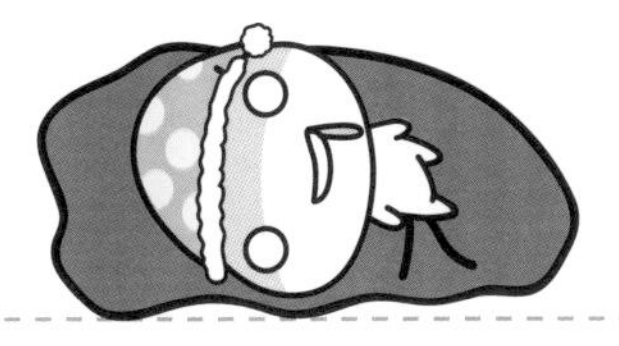

3-2 優柔寡斷的猶豫寶寶

所有決定都是當下最好選擇

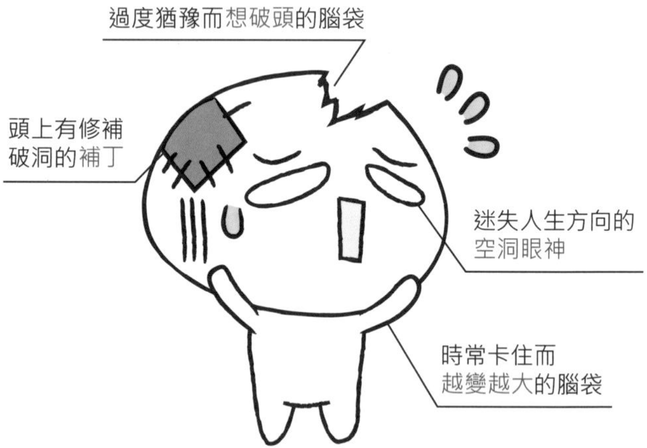

過度猶豫而想破頭的腦袋

頭上有修補
破洞的補丁

迷失人生方向的
空洞眼神

時常卡住而
越變越大的腦袋

你是否做一件事情，都要考慮很久？或是經常為了做選擇，而感到十分困擾？

猶豫寶寶經常思考，常常把頭想到破洞，所以頭上不但有「破洞」，還有「補丁」，他的眼神空洞、猶豫，常常不知所措，因為經常用頭部思考，所以頭也特別大！

猶豫寶寶經常三心二意、優柔寡斷，常常因為無法做決定而搞得自己左右為難，導致情緒起伏不定。只要遇到需要做決定的時候，不論大小事都會想很久，連晚餐要吃什麼、週末要去哪裡玩，也可以猶豫半天，做完選擇後又容易後悔，讓身邊的人無所適從。

有趣的是，喜歡詢問別人的意見，但是不管別人給任何意見，最後的決定還是會以自己的想法為主，因此浪費時間。

思緒紛亂、做事情容易失焦、注意力無法集中，浪費很多時間在鬼打牆的自我拉扯。

人格優勢

思考縝密，謹慎考量，會細細琢磨所有的可能性，不容易因為衝動的決定而造成悔恨。

人格劣勢

大小事都猶豫不決，不論別人給任何意見，最後還是採用自己的決定，讓身邊的人不耐煩，浪費大家的時間。

口頭禪

「這個也好，那個也好……。」、「我要怎麼辦？」、「我再想想。」

轉化方式

猶豫寶寶會花那麼多時間自我拉扯，是因為內心底層對自己沒信心，明明有想法，卻不敢相信那是最好的選擇。所以療癒猶豫寶寶的關鍵，是信任自己的直覺、跟著心走，相信所有的決定都是當下最好的選擇。單純順著生命之流走，遇到該做的事就去做。

當你不再浪費時間在頭腦的評斷上面，不跟人斤斤計較，該做什麼就做什麼，喜歡做什麼就做什麼，如此單純、簡單，相信到了最後，將能成就一個豐盈人生。

學習放下腦袋，學習聆聽及信任內在的聲音，不需要別人告訴自己該怎麼做，你其實早就擁有足以解決困難的能力了！

測驗自己的猶豫寶寶指數

- □ 我通常做一個決定都要考慮很久
- □ 我會為生活瑣事猶豫不決，時常為了做選擇而感到困擾不已
- □ 我做事情容易失焦，注意力無法集中，經常鬼打牆
- □ 我很容易做了決定又反悔，經常猶豫不決
- □ 我經常感到思緒混亂，常因同時思考許多事情感到煩躁
- □ 我經常陷入「到底這個還是那個好」的選擇迷思
- □ 我經常優柔寡斷，錯過許多機會
- □ 我經常處理一件事情到一半，就想著其他事情該怎麼處理
- □ 我是一個不容易下定決心的人
- □ 我有好多想做的事，但不知道從哪裡開始

我的猶豫寶寶指數（1 個選項為 1 分）：＿＿＿＿＿＿分

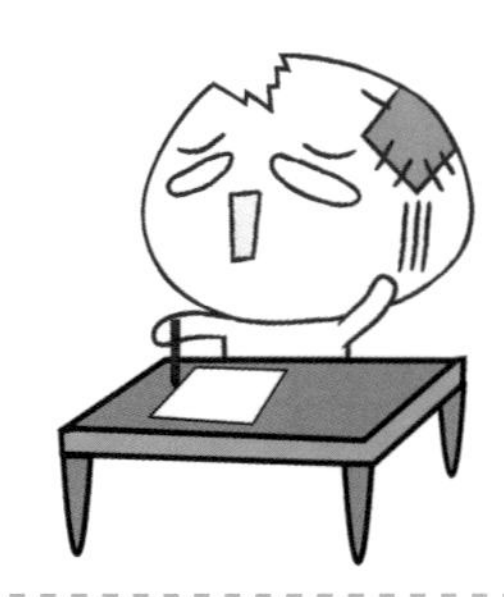

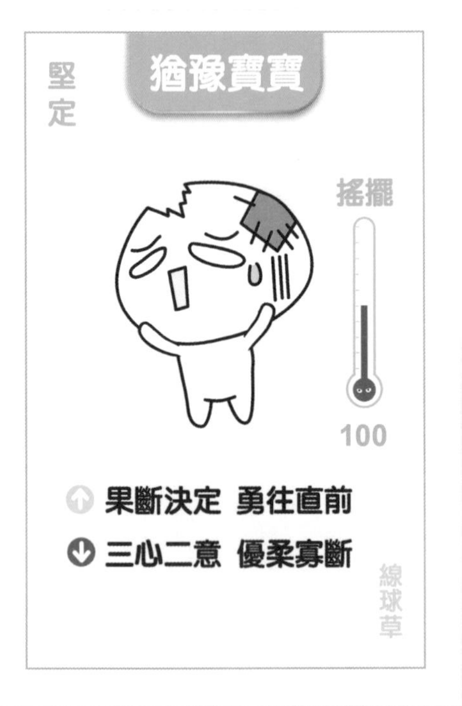

這張牌卡是猶豫寶寶的「搖擺」，情緒能量等級是100，轉化力量是「堅定」。

抽到這張牌卡，代表處在猶豫不決的狀態，很難做出抉擇。即使下了決定，也很難堅持下去，因為可能會隨時改變心意。

你會如此難以取捨，就是想得太多，過度深思熟慮，不斷沙盤推演不同選擇可能帶來的結果。搖擺是最耗費能量的事，就像我們在坐雲霄飛車，坐上去的時候並不可怕，通常一下子就完成了刺激的旅程，最可怕的是在排隊等待上車時，內心會一直感到忐忑不安，害怕等一下有可能經歷的過程。

這個案例也告訴你，一旦做決定了，不管是哪一個選擇都能學習成長，只要做好基本判斷，開始行動，會比一直停在原地更具可能性。

⊙線球草花波頻率特質

· 經常在兩者之中做抉擇，感到困擾不已。
· 因猶豫不決而情緒起伏不定，性格兩極化。
· 做選擇時，常會左右為難、優柔寡斷。
· 做選擇後，時常感到後悔。

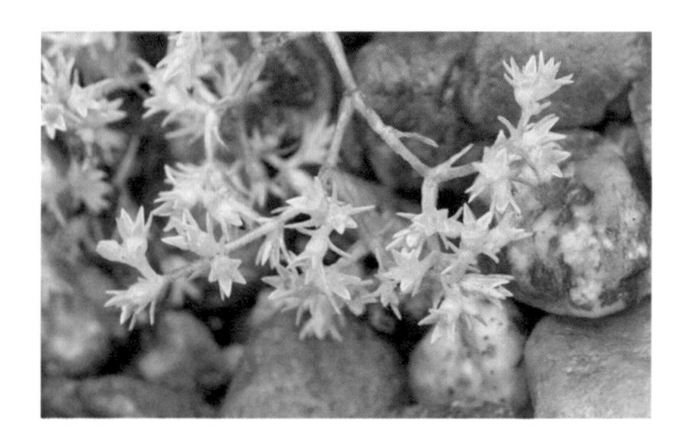

⊙情緒轉化方式

這張牌卡的轉化力量是「堅定」，指引你「果斷決定，勇往直前」，任何決定都是當下最好的選擇，不要猶豫，放膽前進吧！

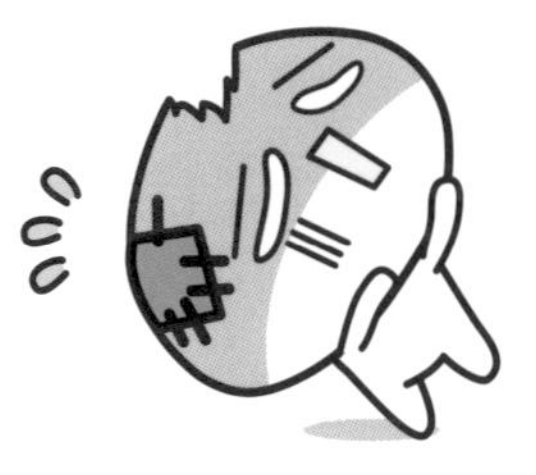

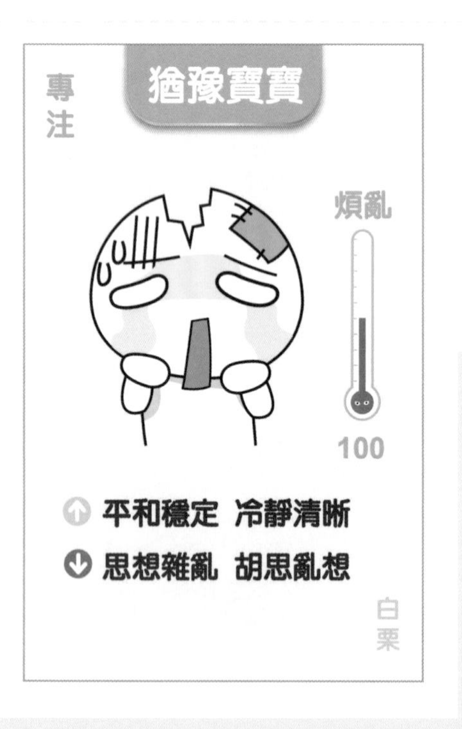

這張牌卡是猶豫寶寶的「煩亂」，情緒能量等級是100，轉化力量是「專注」。

抽到這張牌卡，代表你的思緒很混亂，有很多想法不停在腦中盤旋，讓你感到心煩。因為無法控制腦中的思緒，時常湧起許多念頭，以致於無法安心工作。

在這種心煩意亂的時候，讓自己回到「平和穩定，冷靜清晰」的狀態，才不會受思緒影響。可以嘗試深呼吸，或是透過運動抒發壓力，讓頭腦有機會轉換。

先把煩亂的情緒穩定下來，才有可能做出更好的決定。

⊙白栗花波頻率特質

· 揮之不去的念頭盤旋在腦海中，注意力無法集中。

· 常常胡思亂想難以入眠。

· 滿腦子憂慮，無法體驗人生的樂趣。

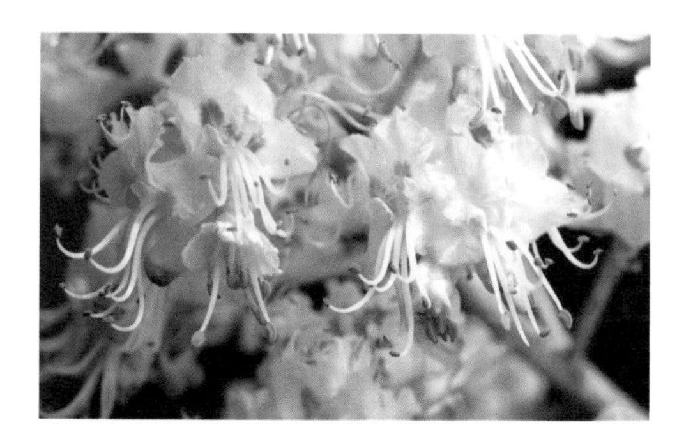

⊙情緒轉化方式

這張牌卡的轉化力量是「專注」，當你能夠穩定情緒，讓自己回到專注的狀態，就會帶來正面的助益。

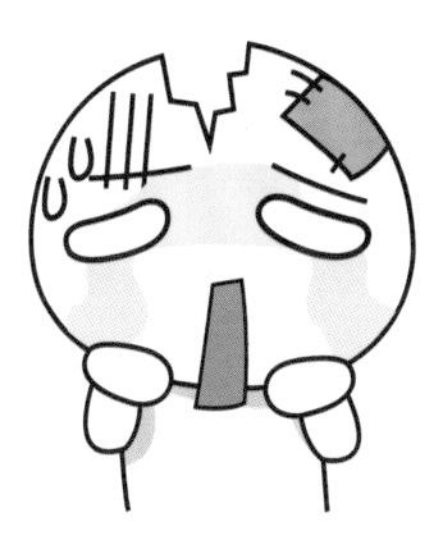

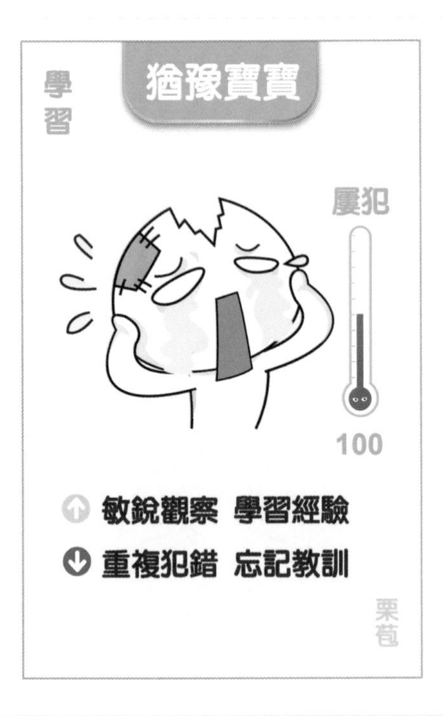

這張牌卡是猶豫寶寶的「屢犯」，情緒能量等級是100，轉化力量是「學習」。

抽到這張牌卡，代表你經常會忘記教訓、重複性犯錯，例如你知道某一家餐廳的餐點不好吃，但是一個禮拜後卻又點了一次，兩個禮拜後又點了一次，就這樣一直重複同樣的錯誤。

這張牌卡告訴你的是，時時刻刻讓自己在自我覺察的狀況，打斷自動化反應，就可以在遇到任何情況下，停下來重新做選擇，而不是因為自動化反應，重複一樣的錯誤，藉此讓人生有所不同！

⊙栗苞花波頻率特質

- 重複經歷使你受傷害的事物。
- 無法從失敗中學習寶貴的經驗，老是犯同樣的錯誤。
- 記憶力不好、忘東忘西、十分健忘。

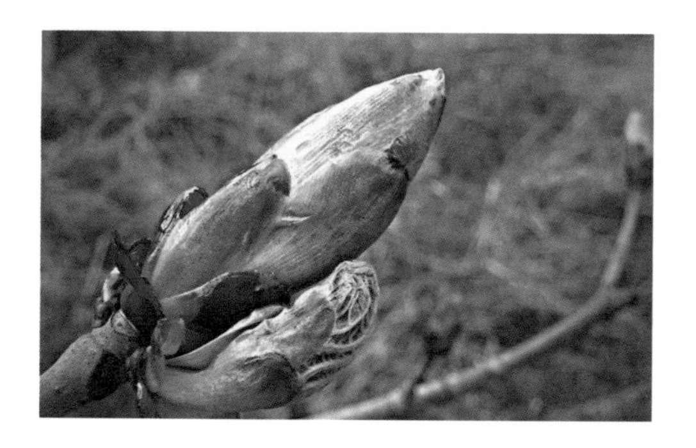

⊙情緒轉化方式

這張牌卡的轉化力量是「學習」，代表你要敏銳地觀察自己的行為模式，這也是為什麼「從經驗中學習」對你非常重要，尤其需要鍛鍊覺察力。

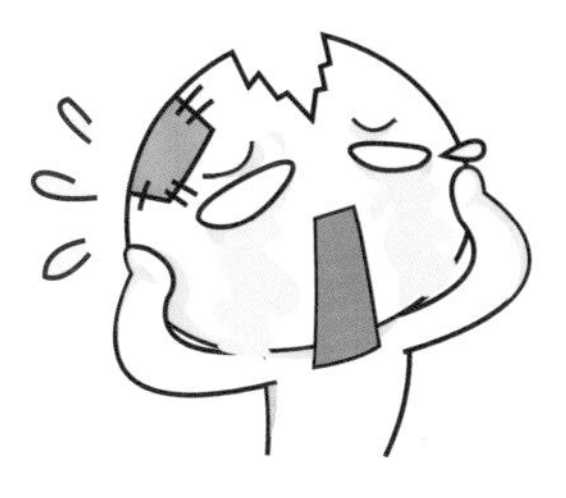

3-3 變來變去的善變寶寶

找回自己主場的掌控權！

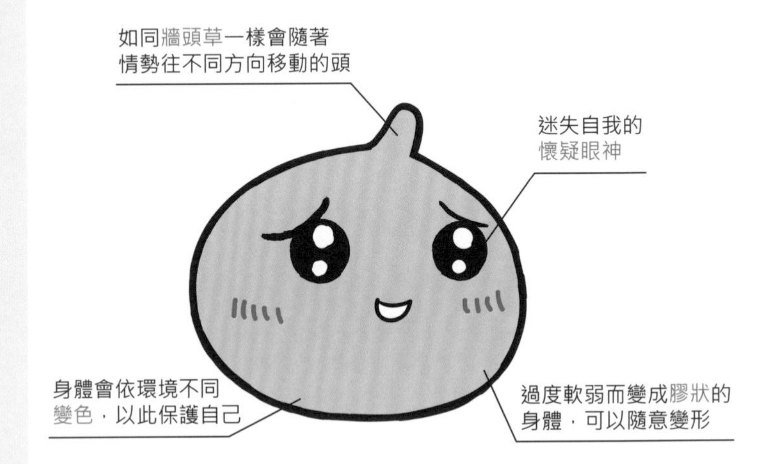

你經常被別人的意見影響，想法變來變去？覺得別人的意見比較好？

善變寶寶的想法總是變來變去，無法穩住自己的立場，容易被身邊的人影響，是標準的牆頭草。即使是已經確定的事情，仍會渴望得到他人的建議與肯定，常常重複問別人同樣的問題，非要得到自己想聽的答案才會停止。因為他們不想為自己的想法或決定負責任，所以想盡辦法讓對方說出自己內心的想法或決定，才能夠讓別人為此承擔責任。

善變寶寶也很愛放馬後炮，當結果不如自己預期，或是當有人質疑時，就會把責任推給別人，例如：「都是〇〇〇說這樣做比較好，所以我才會這麼做的！」、「我也不知道啊，是 XXX 建議我這麼做的！」總之，無論發生什麼事情，都是因為別人的建議或影響，跟自己無關。

因此，也會時常懷疑自己的判斷能力，明明覺得不對勁，還是被牽著鼻子走，總覺得每一個建議都很好。

善變寶寶擅長改變自己去適應環境，因為缺乏明確立場與定位，所以容易因為不同環境影響而改變想法，到最後迷失自己，不曉得自己到底是誰，也不曉得自己到底要什麼。

人格優勢

很開放，願意傾聽多方意見，是最好的「喬事」高手，能夠綜合大家的意見，找到中間的解決之道。

溫和、有耐心、願意聆聽，很容易獲得別人的信任。

人格劣勢

沒有別人的認同或肯定，就不敢行動，經常錯過好機會。容易受影響，想法變來變去，無法穩住立場，容易迷失自己，不曉得到底要什麼。

口頭禪

「這樣真的好嗎？」、「你覺得呢？」、「你是不是也這樣覺得？」

轉化方式

對自己信心不足，總是需要獲得別人的認同，是造成善變寶寶的最大原因。太在乎旁人的眼光，總是想要讓自己被肯定，因而容易討好和迎合別人的想法或需求。

諷刺的是，善變寶寶因為想得到眾人的認同而改變自己，反而變成眾人中的一份子，更不容易被注意。沒有了自己，反而失去了個性，所有想法跟行為都侷限在一個小小的安全範圍裡面，很難有所展現及突破，無法活出自己，也不能發揮天賦。

想要轉化善變寶寶，就試著走出限制自己的框框，不要管周圍的人怎麼想，勇敢做自己吧！

測驗自己的善變寶寶指數

- □ 通常都是別人幫我做決定，只要照做就可以了
- □ 即使確定自己的想法，仍然會尋求他人意見，覺得別人的意見總是比較好
- □ 很容易被別人影響，變來變去，沒有自己的立場
- □ 經常詢問很多人的意見，想要他人幫忙做決定
- □ 有時候發現自己會被牽著鼻子走
- □ 不容易適應新的環境，比如搬家、換學校、換工作等
- □ 我會在不同的場合、不同的人面前說不同的話，讓身邊的人摸不著頭緒
- □ 我很常讓別人幫我做決定，經常妥協於他人
- □ 如果別人多給我鼓勵與信心，我會感覺好一些
- □ 即使他人肯定我：「你一定做得到！」我卻對自己沒有信心

我的善變寶寶指數（1 個選項為 1 分）： ________ 分

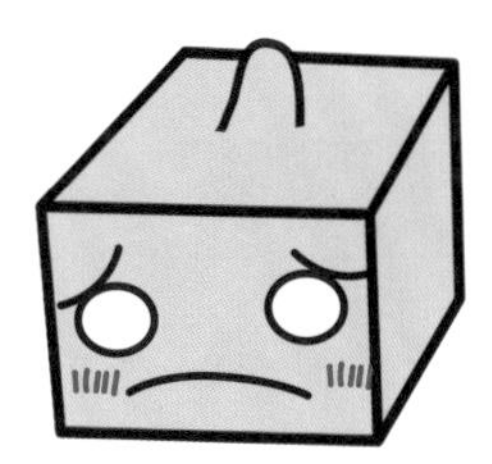

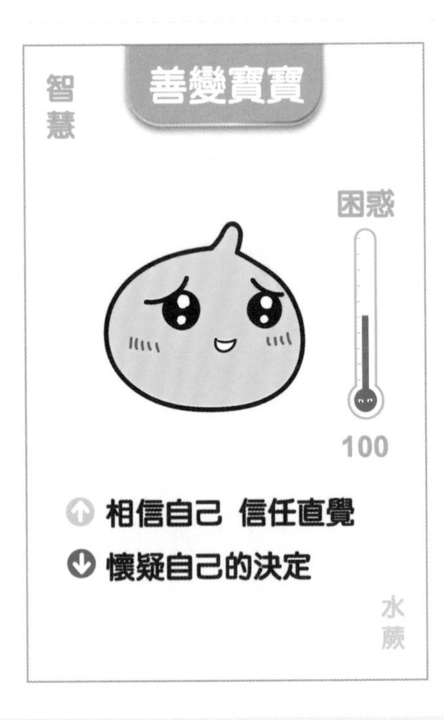

這張牌卡是善變寶寶的「困惑」，情緒能量等級是100，轉化力量是「智慧」。

抽到這張牌卡就代表你缺乏自信、懷疑自己的決定。有可能是因為身邊的人給予太多意見，你覺得每一個意見都很有道理，不知道如何做選擇，容易被別人的意見影響。

善變寶寶和猶豫寶寶不同，猶豫寶寶是過度深思熟慮、想太多；善變寶寶則是對自己缺乏自信，想聆聽別人的想法，到最後希望別人替自己做決定。一旦結果不好，就把責任推給某一位提供意見的人。

當你信心不足時，就會擔心犯錯而不敢負責任，這張牌卡告訴你要相信自己、信任直覺，把力量拿回來！

⊙水蕨花波頻率特質

- 每當必須做判斷或決定時，經常感到信心不足，即使做了決定，仍會尋求他人意見。
- 不相信自己的直覺，容易被影響與誤導，頻頻向外尋求答案。

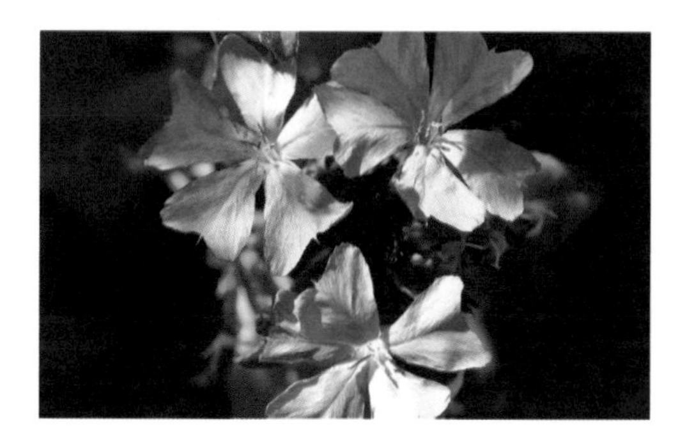

⊙情緒轉化方式

這張牌卡的轉化力量是「智慧」，代表你要相信自己是有智慧的，詢問別人的意見沒有問題，但你要負起責任，做出最後的決定，也要有承擔一切的責任心。

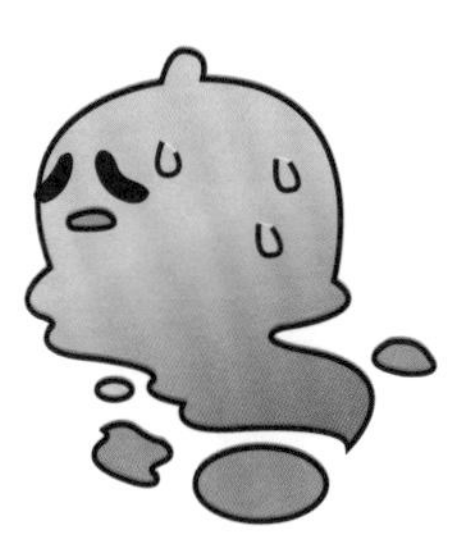

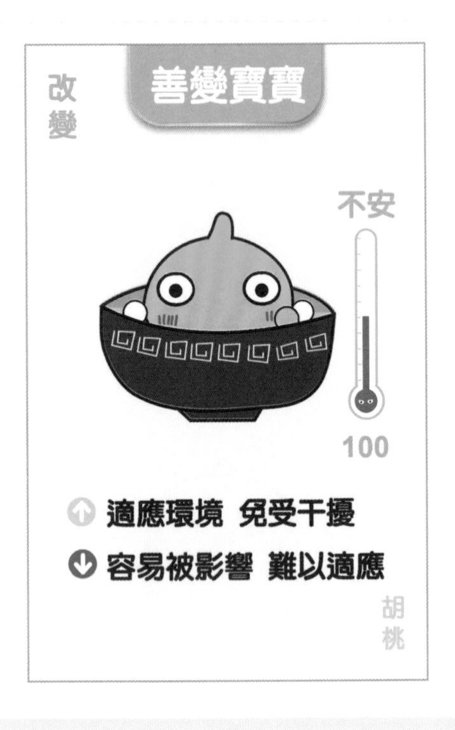

這張牌卡是善變寶寶的「不安」，情緒能量等級是100，轉化力量是「改變」。

抽到這張牌卡，代表你現在可能被外界影響，讓你感到不安。有可能是剛進到一個全新的環境，例如換工作、換學校、搬家，有新的人、事、物進入你的生命，或是遇到一個突發事件，讓你突然無法適應。

通常我們遇到新的改變之後，都會慢慢讓自己適應，或許會有陣痛期，但是沒有什麼過不去的事情，不要一直處在不安的情緒中，讓自己回復到平靜狀態！

⊙胡桃花波頻率特質

- 經常處於變動的狀態，無安定感。
- 難以接受新環境或新階段，如搬家、換工作、離家、離婚、初為人父人母、青春期或更年期等。

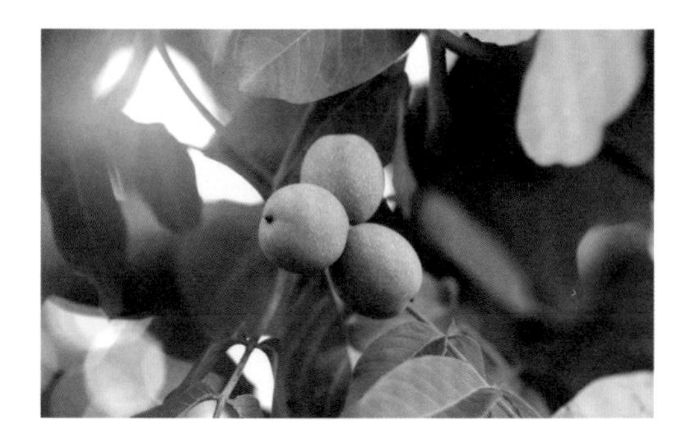

⊙情緒轉化方式

這張牌卡的轉化力量是「改變」，外在的環境和身邊的人事物不一定會為了你而改變，能夠改變的只有你自己！

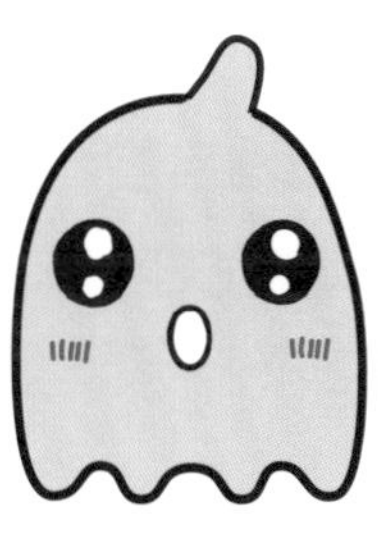

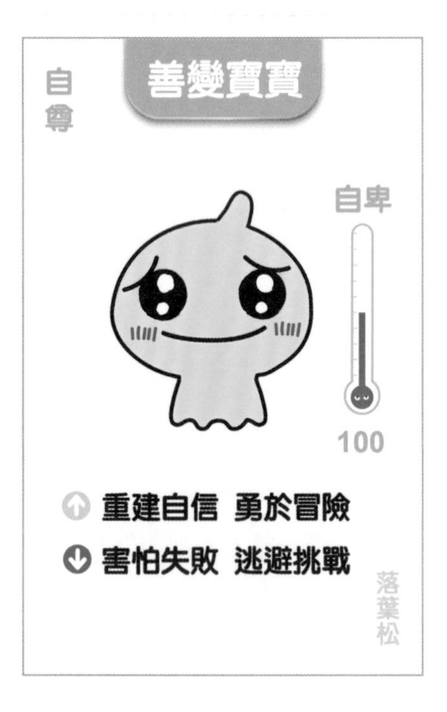

這張牌卡是善變寶寶的「自卑」，情緒能量等級是100，轉化力量是「自尊」。

抽到這張牌卡，代表當機會來臨時，你有可能因為缺乏信心而退縮，而失去了許多機會。因為擔心自己會失敗，而不敢跨出一步冒險。「只要不去做，就不會失敗！」這樣的想法把你困在原地，無法動彈，更無法讓天賦才華盡情綻放。

這張牌卡告訴你要重建信心、勇於冒險，當你越擔心失敗而不行動，反而越加深「自己辦不到」的想法，陷入自我懷疑的無限輪迴裡。

養成運動家精神，只要盡最大的努力，不論結果如何都不算失敗。累積經驗，持續前進，一定會到達終點！

⊙落葉松花波頻率特質

· 經常感到自信心不足，放棄嘗試的機會。
· 經常認為他人的表現總是比自己好。
· 等待失敗，缺乏對成功的信心與意願。
· 不想挑戰，也不要成功。

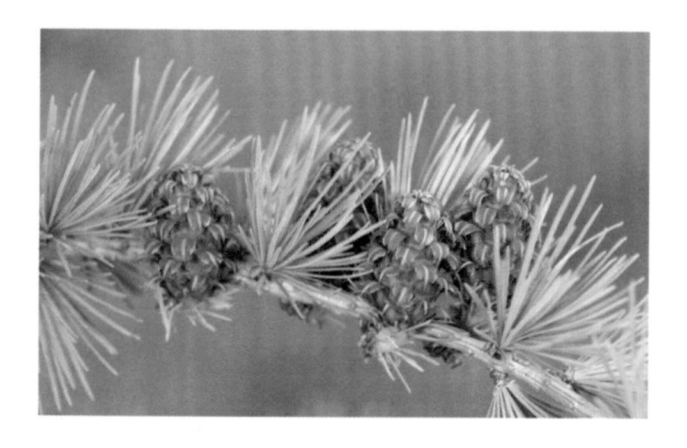

⊙情緒轉化方式

這張牌卡的轉化力量是「自尊」，代表你要開始培養自我價值感，當自己內在力量更加茁壯時，自然就會提升自信與自尊。

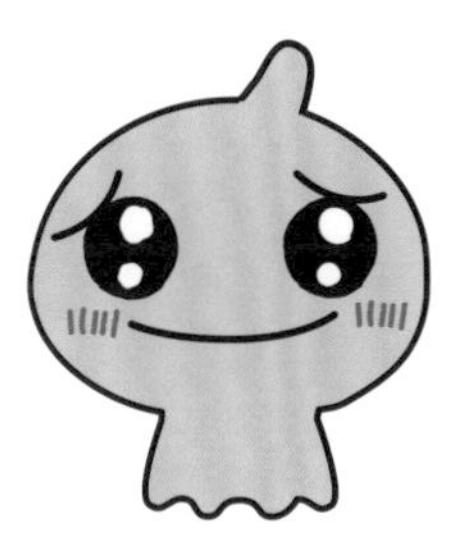

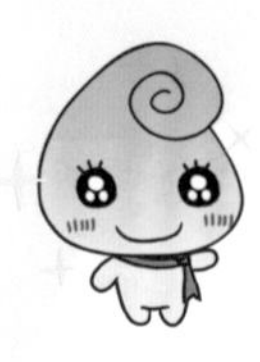

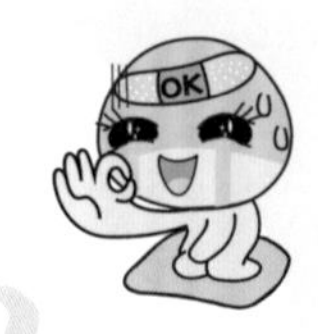
OK

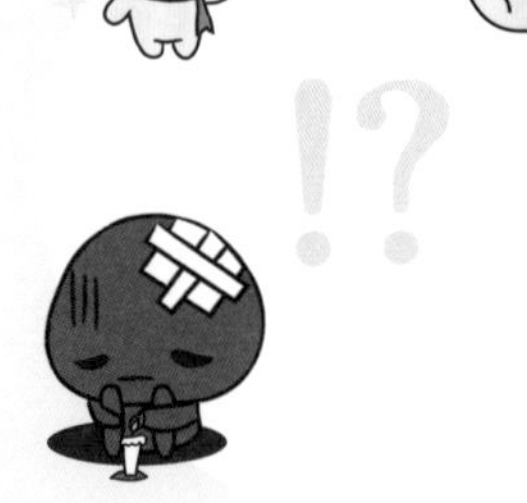
!?

Chapter 4

水屬性牌卡｜圖解｜相應能量花波
黏黏寶寶、OK 寶寶、烏雲寶寶

這個單元介紹水屬性的牌組，包括黏黏寶寶、OK 寶寶，還有烏雲寶寶，他們和情緒有深刻的連結。

水代表的是情感，水屬性的情緒都跟情感相關，需要被關注，想要有深刻的情感連結。

讓我們一起認識水屬性的情緒寶寶！

4-1 愛撒嬌的黏黏寶寶

試著多黏自己一點吧！

可愛又無辜，專門
博取憐惜的無辜眼神
過度做作，為了
吸引人氣的捲捲頭
討喜的超萌表情
喜歡裝可愛，
總是戴著圍巾

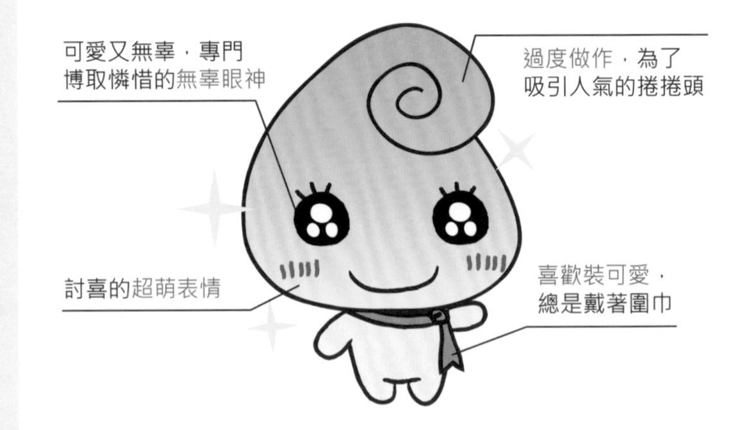

你是不是不喜歡單獨一個人，想要有人陪伴？

喜歡與人相處，有點人來瘋？喜歡裝可愛、裝無辜，用撒嬌的方式與人相處？

黏黏寶寶有強烈的佔有慾、渴望被別人需要，身邊總是想要有人陪伴。

黏黏寶寶就像小孩子一樣，容易受傷、掉眼淚，善用軟性的操控把人留在自己身邊，喜歡撒嬌、裝無辜，非常黏人。他們擅長用表現可愛或脆弱的方式，引起別人的憐憫、疼惜之心，也會主動去引發別人對弱小的關愛，可說是「療癒系」的教主，而且也是高傲寶寶的絕佳拍檔。只要黏黏寶寶一撒嬌，外冷內熱的高傲寶寶就會不由自主地卸下心房，想要去保護他、疼惜他，如果情侶是這種組合，就很難分開了。

人格優勢

因為對旁人無微不至的關心，所以很容易交到朋友，在人群中非常活躍。個性很討喜又會撒嬌，容易與人親近，很適合做業務或公關等需要與人互動的工作。

人格劣勢

無法獨處，只要獨自一人時就會坐立難安，經常把自己的時間排得滿滿的。也會因為過度需要別人的關注，造成別人的壓力與不耐煩，或因為過度期待別人關注而受傷，把自己的價值寄託在別人身上而失去自我。

口頭禪

「人家……。」、「嗚嗚嗚……。」、「你都不理我……。」、「你是不是不在乎我了？」

轉化方式

學習和自己相處，學會從自己身上獲得愛，而不是期望從別人身上獲得愛。可以跟自己約會，甚至和自己說話，或是一個人去旅行，多創造與自己獨處的時間，不要再把時間排得滿滿的，留點時間給自己，難得獨處也不要一直玩手機。

黏黏寶寶的改變關鍵，就是學習跟自己獨處，開始去欣賞自己、愛自己，不要總是活在「為了獲得愛而滿足別人」的期待裡。

除了自己，沒有人會一輩子都不離開，人生的道路最終還是要一個人走，試著多黏自己一些吧！

測驗自己的黏黏寶寶指數

- □ 我不喜歡一個人獨處，喜歡找人陪伴
- □ 我喜歡聆聽親朋好友以及同事的近況，也喜歡談論別人的近況
- □ 我的佔有慾強，很渴望關愛的人總是陪在自己身邊
- □ 我渴望得到別人的關心，希望有人能夠傾聽自己心事
- □ 我喜歡用軟性控制的方式，讓別人順從我的要求
- □ 我無法一個人獨處，一定會找朋友聚聚或出去玩
- □ 別人說我過度關注他人的生活，管太多
- □ 我會看不慣身邊的人，經常嘮叨他們
- □ 我覺得對方需要我，但對方不一定這麼覺得
- □ 我喜歡跟人相處，也很喜歡交朋友

我的黏黏寶寶指數（1 個選項為 1 分）： ____________ 分

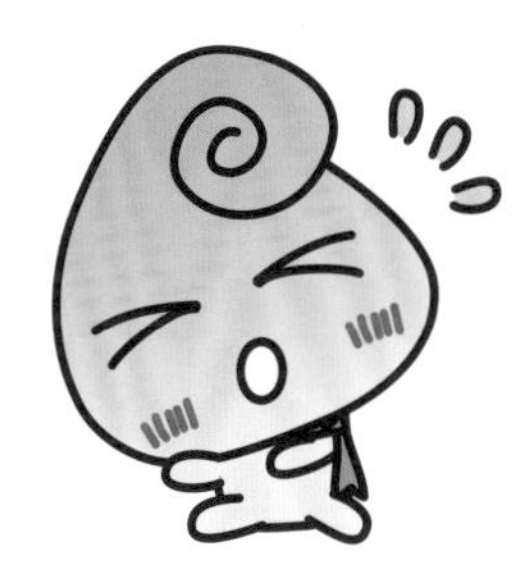

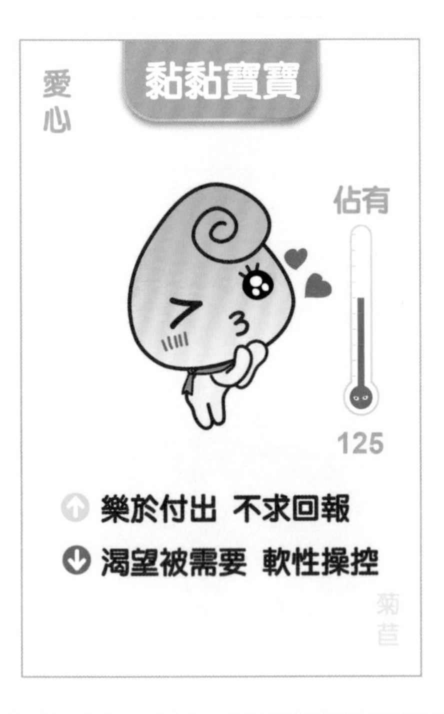

這張牌卡是黏黏寶寶的「佔有」，情緒能量等級是125，轉化力量是「愛心」。

抽到這張牌卡代表你渴望被關心，想要得到對方更多的注意力，因此用軟性操控的方式來留住對方。

黏黏寶寶會藉由幫助所愛的人去控制對方，所以你對別人的付出會帶著渴望對方也要同等回報的意圖，這樣的軟性控制會讓對方感受到壓力，有可能因此而疏遠。

牌卡的指引要你「樂於付出，不求回報」。當你想要別人的關心或關注時，試著不要帶著別人一定要回應你的期待，不帶任何目的性先去關心對方。這種無私、單純的關係，反而會讓別人更願意親近你，也更樂於跟你相處。

⊙菊苣花波頻率特質

- 渴望關愛過的人能夠回報你。
- 佔有慾強、自我中心又愛控制他人，用各種理由逼迫他人按照自己的方式做事。
- 強烈感覺自己被需要，並渴望家人與朋友都留在身邊。

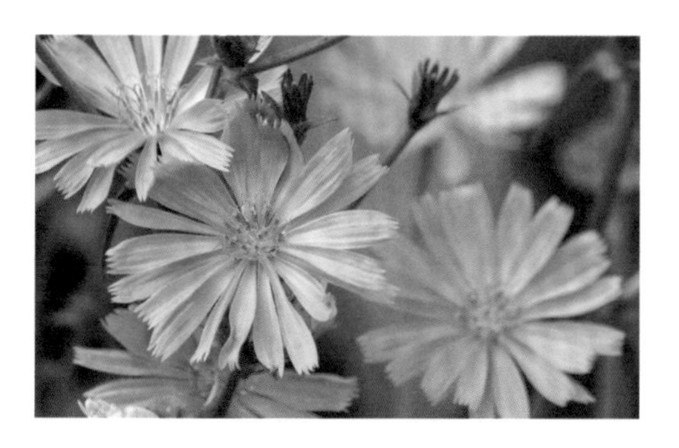

⊙情緒轉化方式

這張牌卡的轉化力量是「愛心」，想要得到愛就先付出愛，想要得到關心就先付出關心，你將會獲得更美好的人際關係。

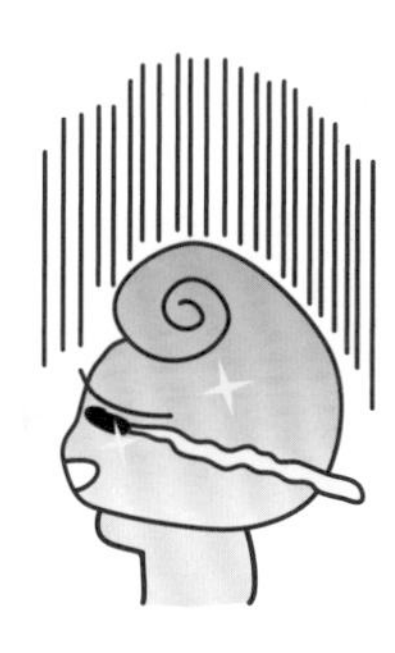

博愛
黏黏寶寶
擔憂
125
信任生命 給予祝福
過度爲他人擔心焦慮
紅栗

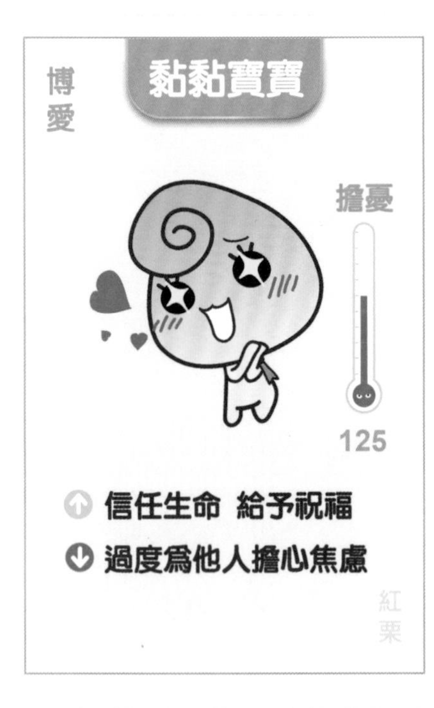

這張牌卡是黏黏寶寶的「擔憂」，情緒能量等級是125，轉化力量是「博愛」。

抽到這張牌卡，代表你過度為他人的事情擔心與焦慮，尤其是自己所愛的人。你無法放鬆下來好好過自己的生活，始終擔心其他人的問題。這種夾雜著愛跟憂慮的情緒，會讓你跟所關心的對象付出很高的代價。

你的憂慮不只會消耗掉自己的精神跟情緒，連帶身體也受到很大的影響。你所關注的對象，也必須忍受這份名為「愛」，實際上是強烈的「負擔」，被關愛的人感受到的是——被監控與過度關心。

⊙紅栗花波頻率特質

- 對周遭的人過度熱心，反而造成自己的重大壓力。
- 過度擔心身邊親近的人之安危與福祉，經常想像不幸的事情會發生在這些人身上。
- 看似關心身邊親近的人，實為依賴或掌控。

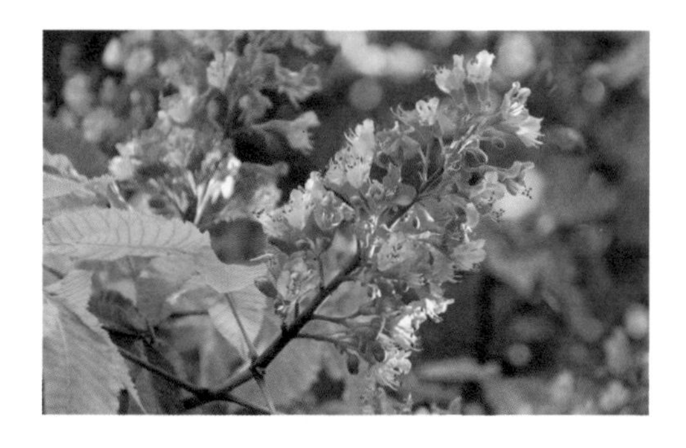

⊙情緒轉化方式

這張牌卡的轉化力量是「博愛」，提升你的「愛力」到更高的維度，信任每一個生命都有自己的出路，你認為的好做法，不一定是對他人最好的選擇，請不要再給對方更多的擔憂與煩惱，你能做的就是信任、鼓勵，只要讓對方知道需要任何協助的時候，都可以隨時向你求援。

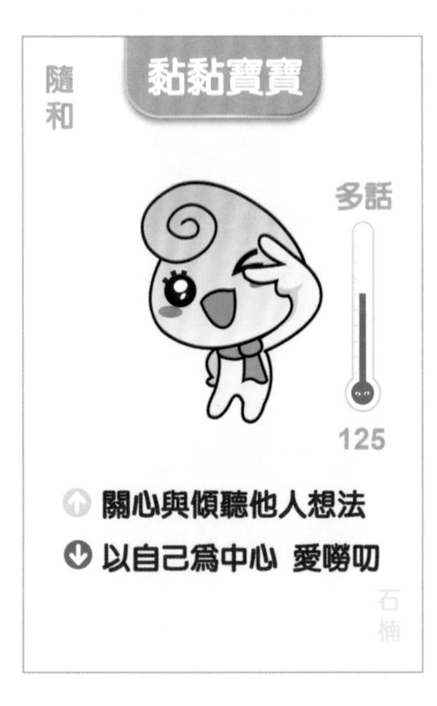

這張牌卡是黏黏寶寶的「多話」，情緒能量等級是125，轉化力量是「隨和」。

抽到這張牌卡，代表你會積極尋求別人的認同跟關注，容易把焦點放在自己身上，希望有人能夠傾聽自己的心事，有可能過度談論自己的事情，而忽略了他人的感受。

「多話」的形式有很多種，當一個人進入這種情緒狀態的時候，就會用說話的方式吸引注意力。除了訴說自己的事情之外，也有可能是一直訴說別人的事情，甚至散布八卦消息，也包含對其他人的碎念、嘮叨。

這張牌卡指引你關心、傾聽他人的想法，如果過度把焦點都放在自己身上，一直想要吸引別人的關心與注意，卻對別人的事情都漠不關心，反而會讓身邊的人對你避之唯恐不及。

⊙石楠花波頻率特質

· 希望有人能傾聽自己的心事。
· 對自己的問題總是小題大作。
· 過度關心自己，主要是想吸引別人的關注。
· 忽視別人的存在，對別人的問題漠不關心。

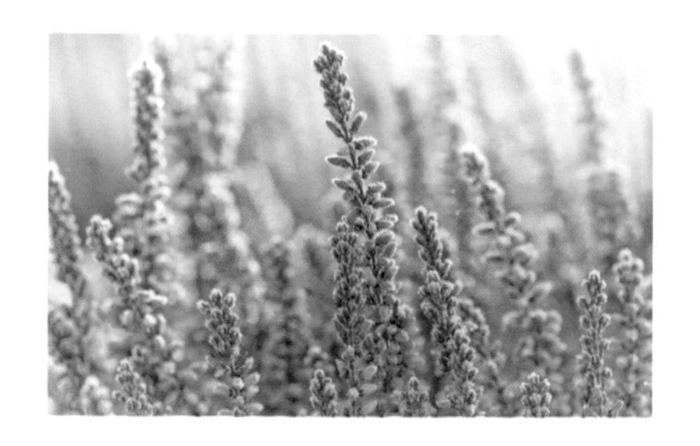

⊙情緒轉化方式

這張牌卡的轉化力量是「隨和」，試著放下想被關注的企圖心，用隨和、輕鬆的心情，關心與傾聽別人的想法，或許會有不同的收穫，也可以進一步提升人際關係。

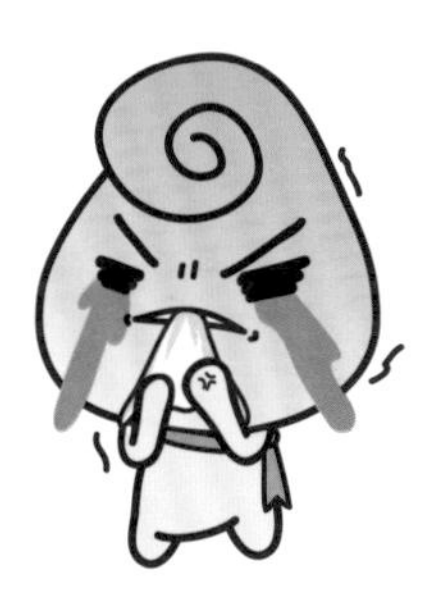

4-2 有求必應的 OK 寶寶

說「NO」，
沒有對不起任何人！

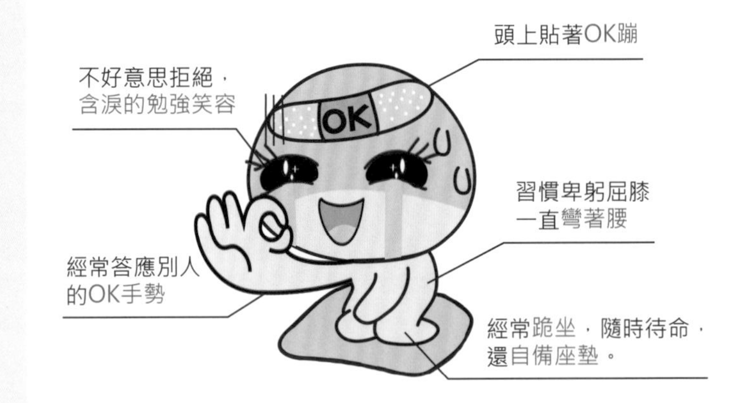

經常不好意思拒絕別人的請求，無法說「NO」嗎？

經常逆來順受，明明不想做，卻要默默承受不喜歡的人事物？不敢為自己說話，容易受到委屈？

OK 寶寶非常膽小，不好意思拒絕別人的要求、意志力薄弱、不敢為自己說話，因為害怕拒絕，而不由自主地幫助別人，因此容易被欺負、壓榨。也很常把別人的鳥事都攬在自己身上，表面上答應了，其實心裡很委屈。

這種人格的人不會說「NO」，很常讓自己受委屈，也不會為自己爭取權益，最後只能聽天由命、逆來順受、默默承擔不喜歡的人、事、物，因此對生活容易感到消極。

人格優勢

脾氣好、個性溫和又不具傷害性，很容易跟人相處，可以得到很多人的信任與託付。

人格劣勢

大部分時間都忙著別人的事情，很容易耽誤到自己真正想要做的事。就算不開心、不喜歡也還是無法拒絕，容易陷入受害、委屈、消極、沮喪、失志的情緒裡面，因而感覺人生無趣、失去生活的意義。

口頭禪

「OK ！」、「沒問題。」、「沒關係，我來！」、「噢，好啊！」、「好啦！」

轉化方式

想要做好人，藉此獲得別人的認同，是成為 OK 寶寶的最大原因。

說到底是對自己沒自信，害怕因為拒絕而被討厭。自我價值低落、害怕不被喜歡，所以總是會不自覺地想要做很多事情來討好對方，同時也在證明自己是個會被需要、有價值的人。

然而真相是，當你幫助別人的出發點是因為想要證明自己，或是想要討好對方的時候，就等於把自己的力量交到別人手上，任人擺佈，也很容易因為受害、委屈的心態，而無法發揮出全部的能力。

長期做自己不想做的事情，會讓你漸漸失去力量與熱情，因此想要重新建立自信心的第一步，就是開始試著回絕不想做的事情。畢竟，想要獲得別人的尊重與認同的前提是，要先能夠尊重與認同自己的價值。

從勇敢「Say No」開始，是時候拿回自己的力量了！

測驗自己的 OK 寶寶指數

☐ 我經常逆來順受、默默承受不喜歡的人事物

☐ 我會不好意思拒絕別人的請求，無法對別人說「NO」

☐ 我覺得別人很常對我予取予求，有過度被壓榨的感受

☐ 我不敢為自己說話，常常讓自己受委屈

☐ 即使心裡不開心，我也會裝作沒事的樣子

☐ 我經常不經意地答應別人，因為擔心拒絕會破壞關係

☐ 我經常做許多與我無關的事情

☐ 我覺得自己沒有能力改變現況，只能委屈求全

☐ 當沒有人願意做事時，我是最終跳出來做的那一個

☐ 給出承諾時，儘管心裡不願意，也會勉強自己答應他人

我的 OK 寶寶指數（1 個選項為 1 分）：＿＿＿＿＿＿分

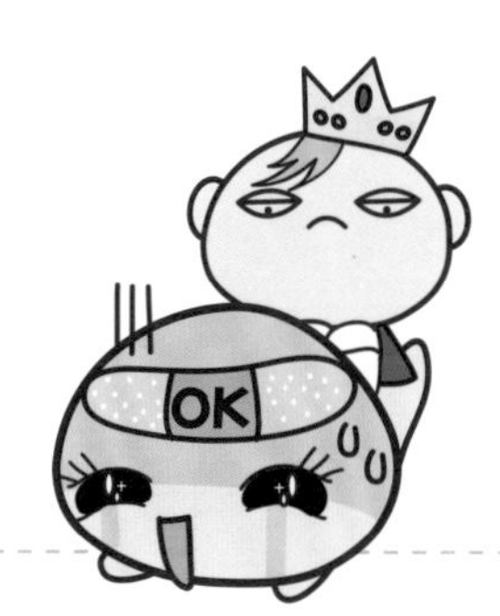

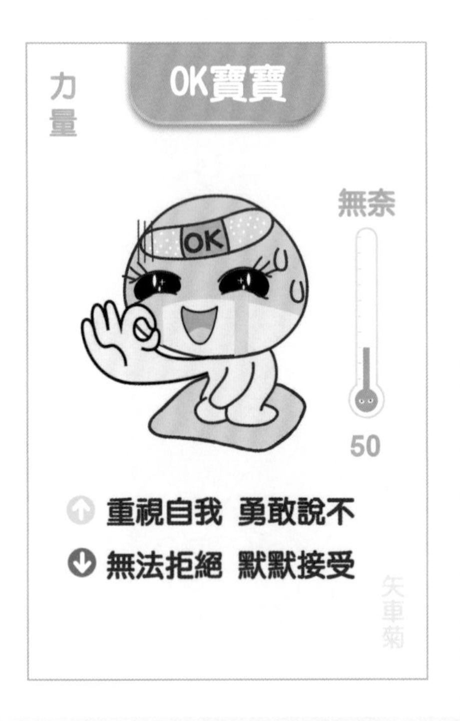

這張牌卡是 OK 寶寶的「無奈」，情緒能量等級是 50，轉化力量是「力量」

抽到這張牌卡，代表你可能因為無法拒絕而承擔過多的事情，也因此透支自己的精力，做出超乎自己能承受範圍的工作。這種過度犧牲，會讓你沒有時間留給自己，不平衡的生活讓自己做得也不開心，只能默默接受一切。

根本問題，就是因為你不習慣拒絕別人，有可能是擔心破壞關係，或是想讓自己保持好人形象，就變成必須逆來順受地承擔許多壓力，又為了維持好人形象而表現出喜悅情緒。

拒絕別人需要勇氣，請不要讓自己處在犧牲、受害的循環之中，你值得過更輕鬆自在的生活。

⊙矢車菊花波頻率特質

- 當別人要求協助時必會盡力而為，使自己的負擔過重。
- 盡全力照顧他人，而忽略了自己。
- 渴望服務他人、被過度壓榨。
- 不好意思謝絕別人的請求，沒有智慧說 NO。

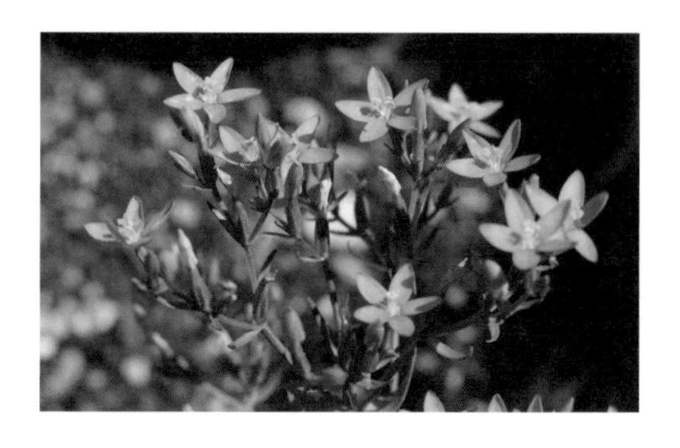

⊙情緒轉化方式

這張牌卡的轉化力量是「力量」，當你不敢展現自己，別人就會對你予取予求，陷入惡性循環之中。這張牌卡要你做的，就是重視自己的想法，拿回自己的力量，不想做的事情，就要勇敢說「不」！

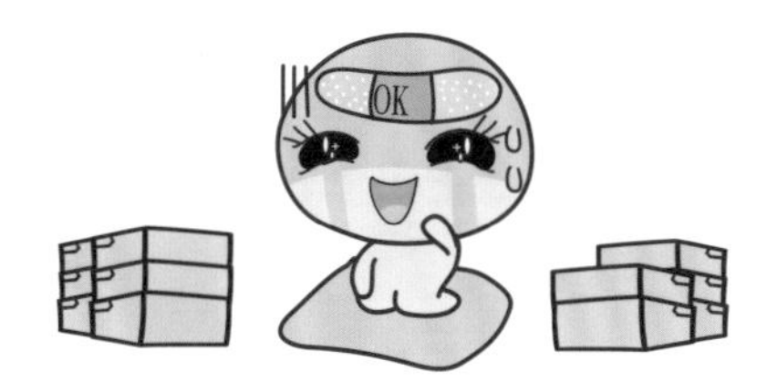

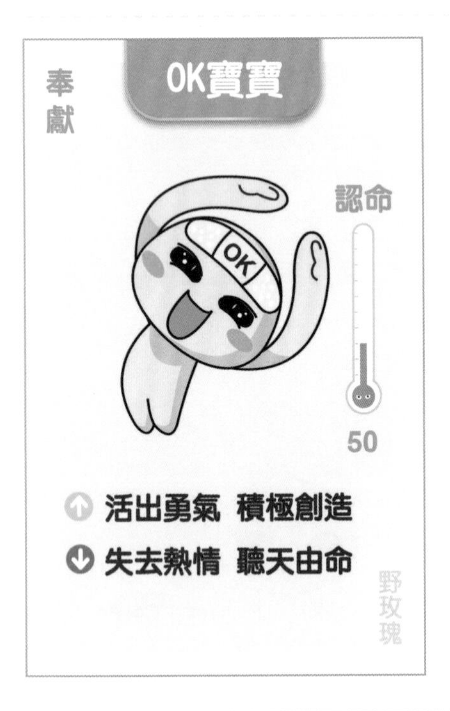

這張牌卡是 OK 寶寶的「認命」，情緒能量等級是 50，轉化力量是「奉獻」。

當你處在「認命」的狀態，情緒能量就會非常低，因為你把主動權都放在別人手中，呈現失去熱情、聽天由命，讓自己進入「反正我怎麼樣努力也沒有用」的情緒狀態。

一旦進入這種狀態，就容易逆來順受地委屈自己，並且不想付出太多心力來改變，對任何外在屈辱、痛苦都照單全收，俯首稱臣，失去了生命的動力，能量自然就會降到谷底。

若是想要轉化這個狀態，需要重新點燃生命的熱情，活出你的勇氣，積極創造！

⊙野玫瑰花波頻率特質

· 對生命消極、認命。
· 聽天由命，過一天算一天。
· 懶惰、被動、認命，對生活感到枯燥乏味。
· 看似接受一切，其實是放棄現況。
· 逆來順受、默默承擔不喜歡的人或事。

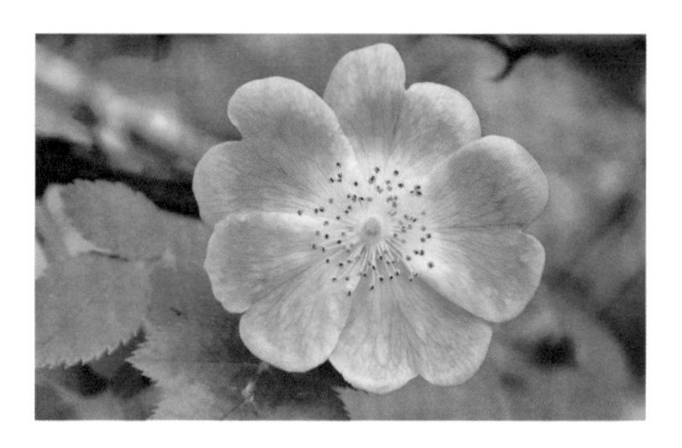

⊙情緒轉化方式

這張牌卡的轉化力量是「奉獻」，「奉獻」跟「認命」是兩種完全不同的能量。同樣答應別人去做一件事情，認命的人是不得已才去做這件事情，所以態度非常消極、不甘願；但是對「奉獻」的人來說，這是他想要做的事情，所以會覺得非常有意義。

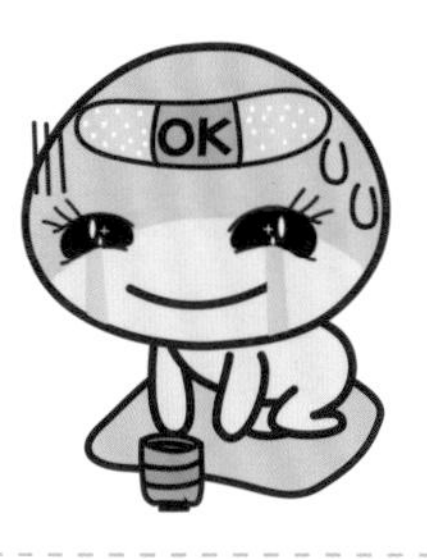

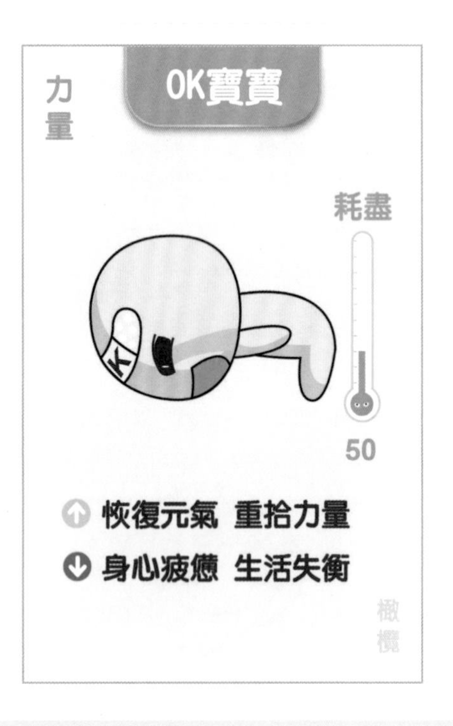

這張牌卡是OK寶寶的「耗盡」，情緒能量等級是50，轉化力量是「力量」。

抽到這張牌卡，代表整個人已經陷入身心疲憊、能量耗盡的狀態，就像遊戲中的「能量值」，當能量用完了就無法再繼續玩遊戲，此時最重要的是趕快恢復元氣，重新找回力量。

首先要判斷，生活中的哪一件事情耗費你的能量，是學業、工作、人際關係、家庭關係、健康，還是生活作息？找到耗能的原因，才有可能做調整，避免再繼續耗費能量，盡可能地把能量值補回來。

通常會耗損能量，大部分都是因為沒有活出真正的自己。

⊙橄欖花波頻率特質

· 長期身心過勞、注意力難以集中，甚至無法完成任何事情。
· 感到身心疲累、過度疲勞。
· 總覺得事情做不完。

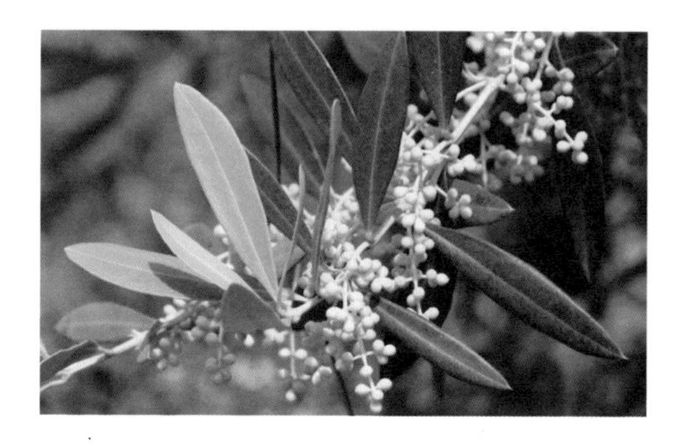

⊙情緒轉化方式

這張牌卡的轉化力量是「力量」，當一個人在做自己熱愛、開心的事情，能量就會跟著恢復，或是跟親朋好友進行高品質、正能量的交流，也會讓自己補充能量。

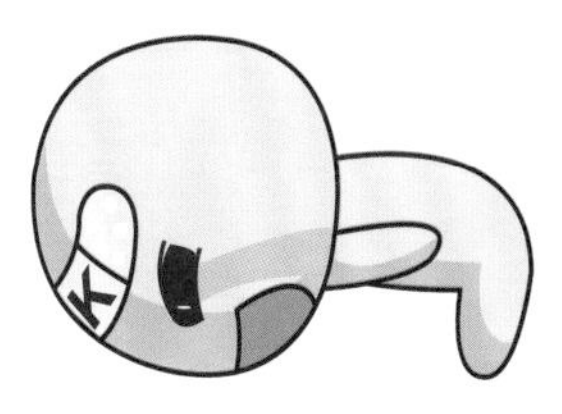

4-3 活在陰暗的烏雲寶寶

撥雲見日，看見生命的晴天

過度陰暗，身邊總是有陰影跟隨
遭遇重大創傷，
貼著紗布的頭
完全絕望而
面無表情
失去生命活力，
總是蹲坐著
過度陰暗而變黑的身體，
會隨著心情起伏而
調整顏色深淺
點著蠟燭，營造陰暗氣氛

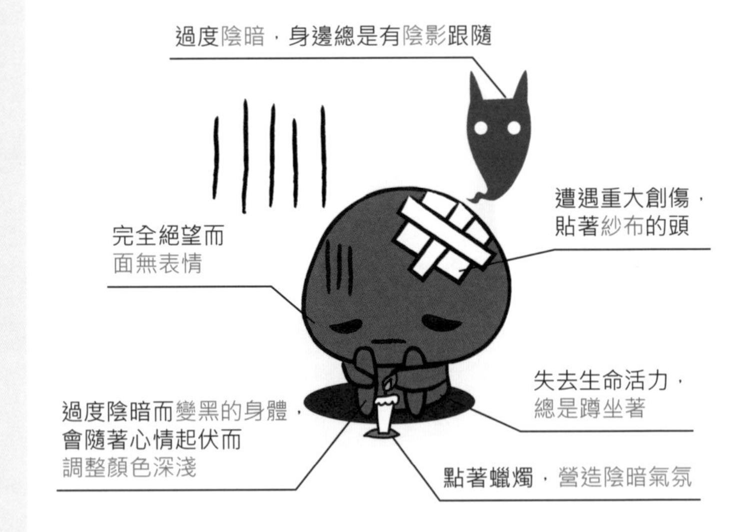

你是否經常會有莫名的悲傷，容易不開心？

你覺得自己多愁善感、心思細膩？或者經常被過往的經驗困擾，走不出來？

烏雲寶寶容易恐慌，或是活在過去的陰影中而苦不堪言，經常會被莫名的憂鬱和突如其來的失落感侵襲，而想不起快樂的事情，也會經常做噩夢。

這種情緒的形成通常來自於意外、創傷疾病、家人去世等人生重大打擊，或是類似這些令人恐慌、害怕的遭遇，而遺留下來的後遺症，例如恐機症、恐水症等。

烏雲寶寶容易活在過去的重大打擊中走不出來，非常陰暗消沉，有很強烈的負面感染力。只要他一出現，完全不用開口講話，默默坐在一旁就會散發出令人窒息的沉重感，附近的人容易受到陰影籠罩，心情也開始變得低落。

人格優勢

烏雲寶寶比一般人經歷更多人生歷練，對生命有深刻的體驗，因此也容易理解與同理別人的悲傷。若能夠善用自己的人生經歷，將能協助許多同樣遭受到人生劇變，或創傷的人得到安慰。

人格劣勢

長期的悲觀容易吸引負面能量，讓自己的生活更不順利，如果一直沉浸在負面思想與能量裡面，會永遠無法脫離出悲慘的人生命運，身邊的人也很容易感受到負面能量。

口頭禪

「……。」

轉化方式

烏雲寶寶的形成，來自過去所發生的重大打擊，因此，讓自己回想過去的事件，勇敢地再經歷一次，並接受曾經發生的一切，才是改變的重要關鍵。

能量是對等平衡，正面態度吸引正能量，反之亦然。因此，只要負能量一反轉，就會得到相對應的正能量。經歷過挫折、創傷的人，只要突破關卡，會比一般人來得更堅強，更有機會突破自己。很多白手起家的富豪，都來自貧窮或悲慘的童年，因此，過往的創傷會成為生命的助力或阻力，就看用什麼態度看待這些創傷。

下次如果發現內心的烏雲寶寶跑出來了，試著用正面角度和快樂語氣，重述這些悲慘的人生故事與經歷。當你可以笑看這些生命創傷，也許，你的人生劇本也就會跟著翻轉了。

測驗自己的烏雲寶寶指數

- □ 我有過往傷痛留下來的後遺症，例如：恐水症、恐機症、懼高症等
- □ 我會突然感到憂鬱、悲傷，猶如烏雲籠罩般，感覺人生了無樂趣
- □ 我曾經遭遇過心靈或身體上的重大打擊、創傷
- □ 我很容易沉浸在過去的痛苦與回憶裡面
- □ 我覺得自己的個性很陰暗，沒有活力
- □ 我是一個多愁善感、情感纖細的人
- □ 有時候我會自怨自艾，心情不好
- □ 下雨天或陰天，我會特別不開心
- □ 我很容易觸景傷情，內心有很多的感受
- □ 我經常心情不好，也會影響身邊的人

我的烏雲寶寶指數（1 個選項為 1 分）： ________ 分

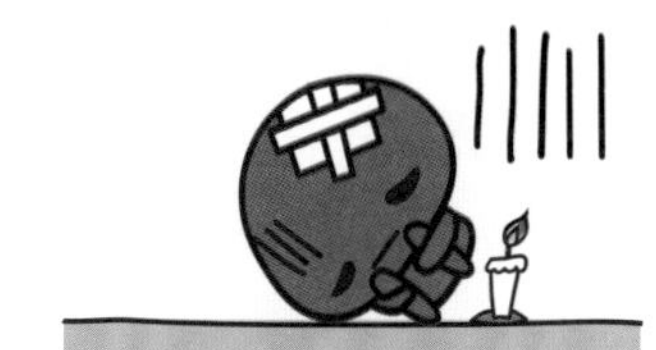

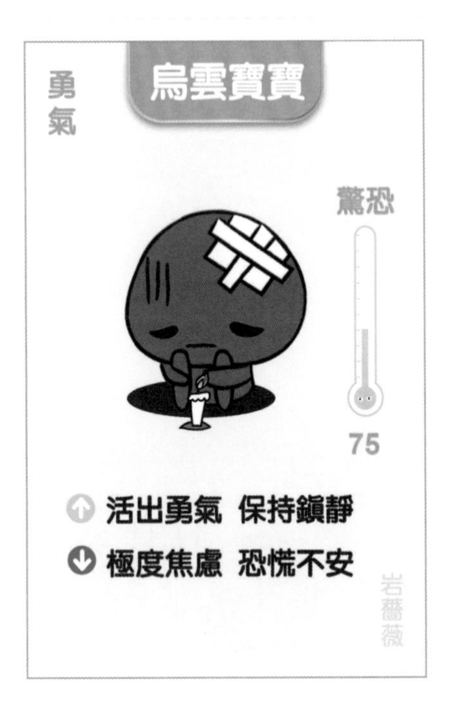

這張牌卡是烏雲寶寶的「驚恐」，情緒能量等級是75，轉化力量是「勇氣」。

抽到這一張牌卡，代表可能正面臨突發狀況，讓你感到極度恐慌不安。回想自己最近是否有什麼事件，讓你感到恐慌？有可能是學業、工作、人際關係、家庭關係、健康，或是生活中遇到的問題。

當我們處於恐慌的情緒中，容易做錯決定。現在請先深吸一口氣，保持規律的呼吸，讓自己的心情平靜下來。

老天不會給人們無法承受的考驗，人生沒有任何的經驗會浪費掉，這些歷程都將成為你的養分！

⊙岩薔薇花波頻率特質

- 活在極端恐懼感中，苦不堪言。
- 無法從極度驚嚇中，學習到紓解的方法。
- 長期活在極度恐懼之下，缺乏安全感，危急或意外時，皆呈現負面思想且易反應過度。
- 特別嚴重的驚嚇。

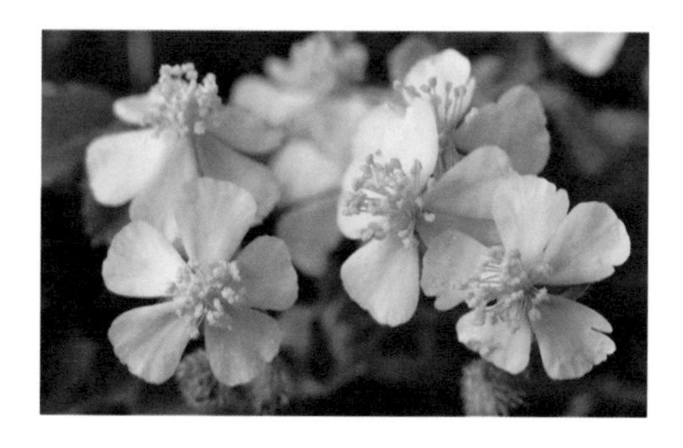

⊙情緒轉化方式

這張牌卡的轉化力量是「勇氣」，它要告訴你的是，只要能夠活出勇氣、保持鎮靜，就可以讓你更容易突破任何困難。

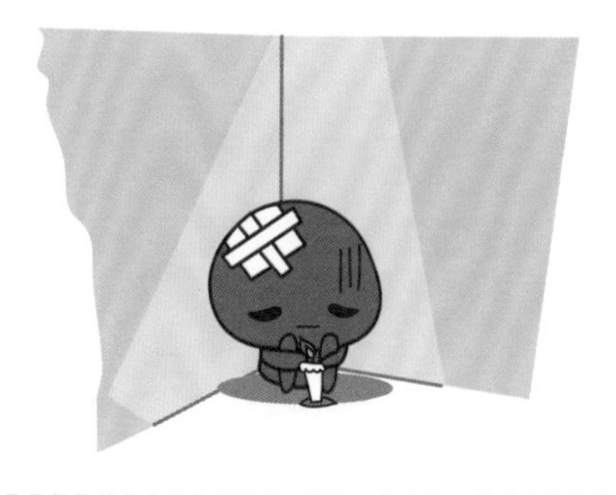

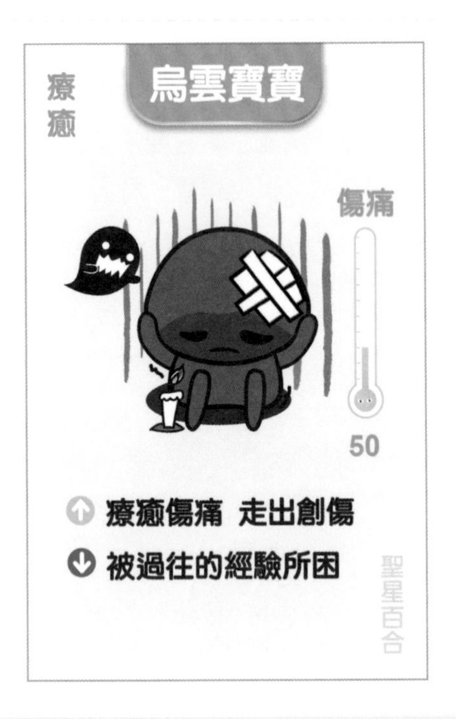

這張牌卡是烏雲寶寶的「傷痛」，情緒能量等級是50，轉化力量是「療癒」。

抽到這張牌卡，代表你可能困在過往的經驗裡，帶著以往的傷痛還沒有完全走出來。

什麼是困在過往的經驗呢？例如過去有幾次失敗的經歷，從此覺得自己都不會成功；或是過去在學校被同學排擠，到現在都覺得自己不受歡迎，容易被身邊的人欺負。

這些案例都是因為曾經發生的事件烙印在心裡面，同時帶給自己負面的信念，導致這個負面信念持續對你造成影響。

我們擁有轉換信念的能力，改變命運就從今天開始！

⊙聖星百合花波頻率特質

- 在腦海中無法抹掉的重大挫折或創傷。
- 過去的意外傷害，對今日健康造成極大的影響，並產生憂傷和痛苦的後遺症。
- 重大打擊之後，產生嚴重的心靈創傷。
- 因驚嚇與恐懼，所產生的後遺症。

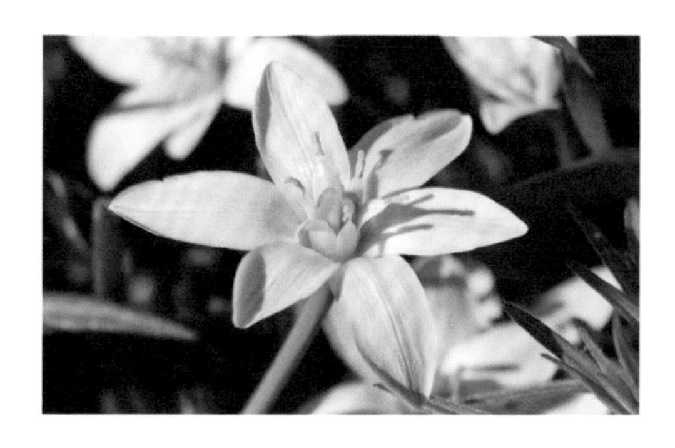

⊙情緒轉化方式

這張牌卡的轉化力量是「療癒」，這些過往的經驗會在不自覺的情況下一直影響你，想要療癒過往經驗的第一步，要先覺察到這些經驗帶給你的影響，千萬不要把這些經驗壓抑在心裡面。

看到自己過去的傷痛之後，試著去安慰與接受過去的自己，因為有這些經驗的累積，才會有今天的你，所有過去發生的一切都沒有白費。

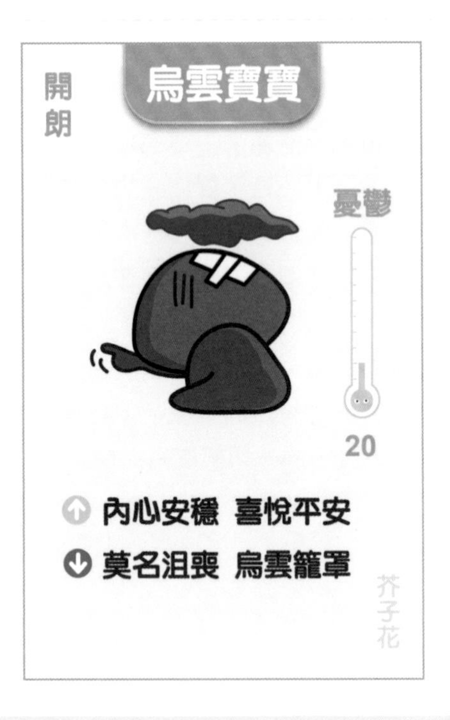

這張牌卡是烏雲寶寶的「憂鬱」，情緒能量等級是20，轉化力量是「開朗」。

抽到這張牌卡，代表你感到莫名的沮喪，可能是遇到了什麼事情讓你不開心，內心感覺有點沮喪，就像有一朵烏雲在頭上盤旋不去。

這種時候不要勉強自己前進，去看一場電影、看一本書，和朋友聊天、喝下午茶，也可以選擇好好休息，讓自己重新開機。

情緒會隨時發生變化，也代表隨時都能夠轉換，讓自己轉換情緒吧！

⊙芥子花花波頻率特質

- 莫名的悲傷湧上心頭，猶如烏雲籠罩般，感覺人生了無樂趣。
- 起伏不定的沮喪。
- 突如其來的憂鬱。
- 想不起任何快樂的事。

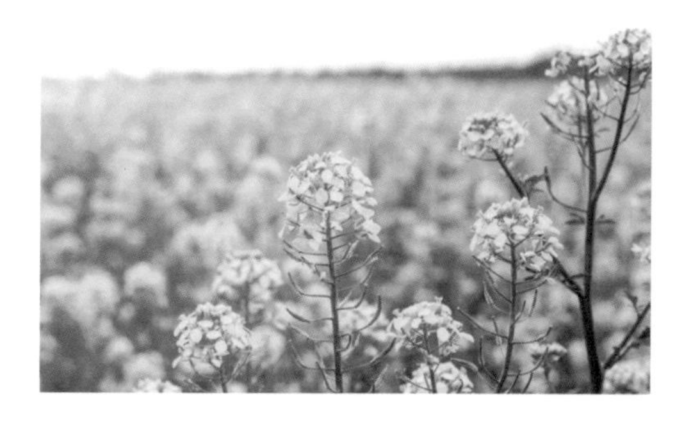

⊙情緒轉化方式

這張牌卡的轉化力量是「開朗」，不論發生什麼事情，都沒有什麼過不去的，歡樂是能夠提升能量最快速的方法，當你覺得有點憂傷、提不起勁的時候，可以先讓自己放鬆轉換情緒。

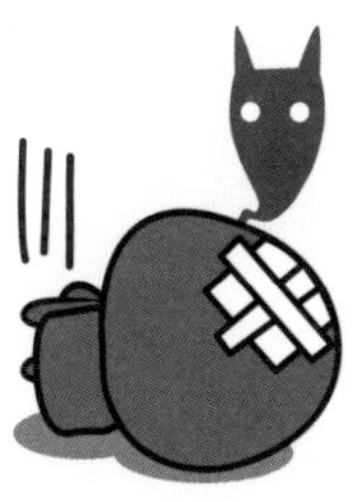

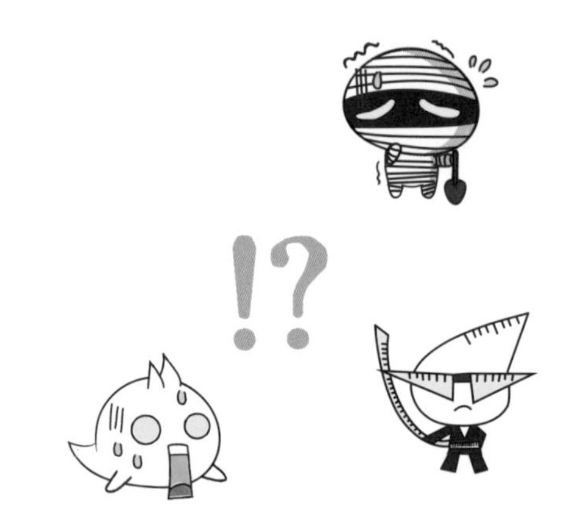

土屬性牌卡｜圖解｜相應能量花波

恐懼寶寶、挖洞寶寶、標準寶寶

這個單元介紹土屬性的牌組，包括恐懼寶寶、挖洞寶寶、標準寶寶。

土屬性的情緒寶寶非常謹慎、務實，這種屬性的人會對一件事情緊抓不放，非常執著，但也非常穩定，變動性低。

讓我們一起認識土屬性的情緒寶寶！

5-1
步步驚心的恐懼寶寶

勇者無懼，扭轉心中暗黑勢力

受到驚嚇時，
失散的魂魄會圍繞在身邊
驚嚇過度而
豎起的頭髮
持續受驚的
驚嚇表情
七魂六魄被嚇散
而變成幽靈的身體

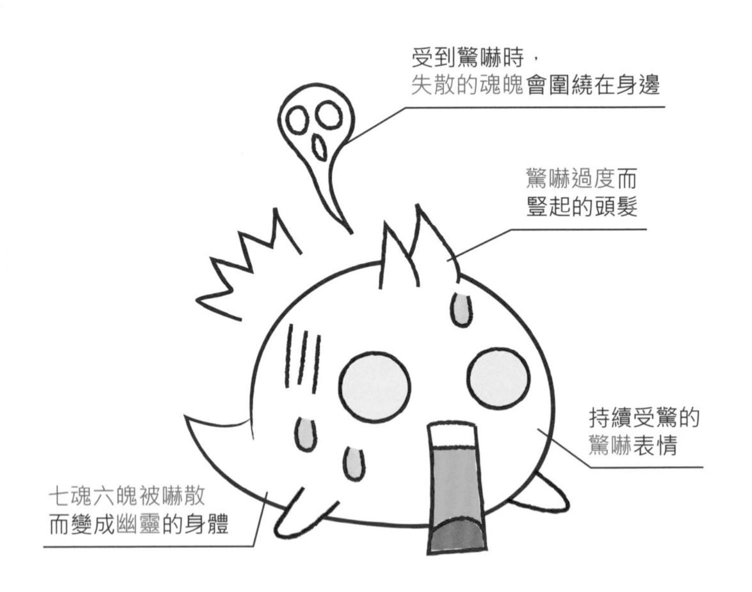

你是否經常杞人憂天、不敢嘗試新的事物？日常生活很容易受到驚嚇？

恐懼寶寶異常膽小害怕，日常生活中很容易受驚嚇，什麼事情都會擔心受怕。

因為害怕表現不好，所以不敢上台；因為怕痛，所以不敢去打針；因為怕被拒絕，所以遇到喜歡的人不敢告白；因為怕黑，所以不敢關燈睡覺；因為怕未知的結果，所以不敢嘗試新的事物⋯⋯。

因為膽小，所以很容易產生恐懼的情緒，只要一點風吹草動也會擔心受怕，因此成為炸彈寶寶喜歡欺負的對象之一。

恐懼寶寶因為過於恐懼而容易神經緊張、焦躁不安，也容易失眠、做噩夢、恐慌、心悸，嚴重者也有可能產生幻覺、幻聽。尤其在看完恐怖片或經歷驚嚇之後，容易長時間陷入恐懼狀態，久久難以回復。

人格優勢

對身邊的人、事、物非常敏感，心思敏銳、細膩，容易察覺生活中發生的一切，有觀察力與覺察力。

人格劣勢

不論在工作、感情、生活上，過度膽小、害羞導致錯失很多機會。容易莫名的緊張，心情無法平靜放鬆、身體容易僵硬緊繃。

口頭禪

「我不敢！」、「嚇死我了！」、「我怕⋯⋯。」、「不要啦！」

◘ 轉化方式

恐懼寶寶的內心充滿不安，對周遭的環境過度緊張，充滿恐懼，因此很容易受到驚嚇。太多擔心和顧慮是形成恐懼寶寶的最大原因。

做相同的事情，只會得到相同的結果，想要有不同的結果，就要做不同的事情。但是，恐懼寶寶總是會因為害怕，而不敢嘗試改變。

下次當你體驗到讓自己恐懼的事情出現時，試著先深吸一口氣，然後告訴自己只需要一瞬間的勇氣，也許那一刻的衝動，會讓你的生命截然不同！

測驗自己的恐懼寶寶指數

- □ 我很容易杞人憂天，不敢嘗試新的事物
- □ 我很膽小，日常生活中很容易受到驚嚇，一點風吹草動都會讓我不安
- □ 我很容易恐懼、緊張，例如看完恐怖片後會害怕很久
- □ 我很容易害羞，會害怕上台講話或跟陌生人說話
- □ 我很容易感到緊張，對未來充滿不安全感
- □ 我在心中有莫名的恐懼，覺得不好的事情會發生
- □ 我沒有勇氣去爭取內心想要的東西
- □ 站在舞台上，我會感到不自在
- □ 我會故作鎮定掩飾心中的恐懼
- □ 當與人四目相交時，我會很快躲開眼神

我的恐懼寶寶指數（1 個選項為 1 分）：__________ 分

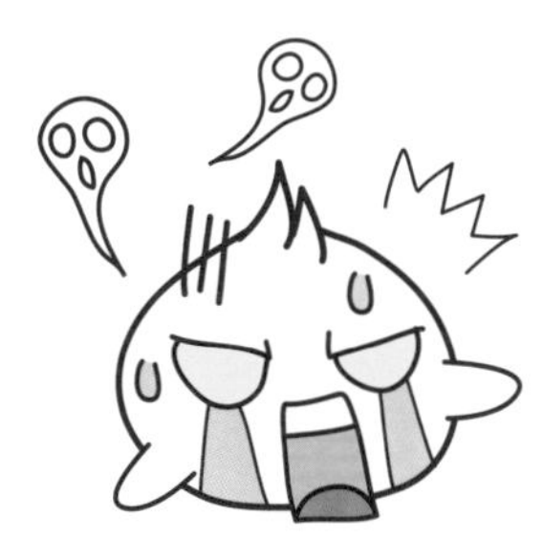

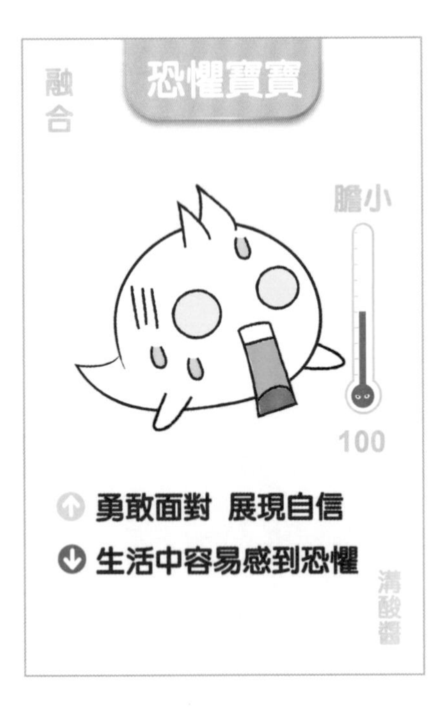

這張牌卡是恐懼寶寶的「膽小」，情緒能量等級是100，轉化力量是「融合」。

抽到這張牌卡，代表你可能正在害怕某個人或某件事，而這件讓你害怕的事情，已經造成你的自我侷限，該是突破的時候了！

在很多種恐懼狀態中，這張牌卡代表的是「已知的恐懼」。抽到這一張牌卡可以思考，是不是有什麼特定讓你害怕的事情在困擾著你？

每一次的恐懼都是讓你提升自我價值的機會，不管害怕的是什麼，當突破恐懼之後，將會帶來自信和成就感，也會讓自我價值感提升，進入勇者無懼的正面循環中！

⊙溝酸醬花波頻率特質

- 某些特定的事物，使你感到害怕（已知的恐懼）。
- 面對恐懼或害怕的事物，變得更為緊張不安。
- 面對黑暗或死亡的恐懼。
- 日常生活中容易受到驚嚇。

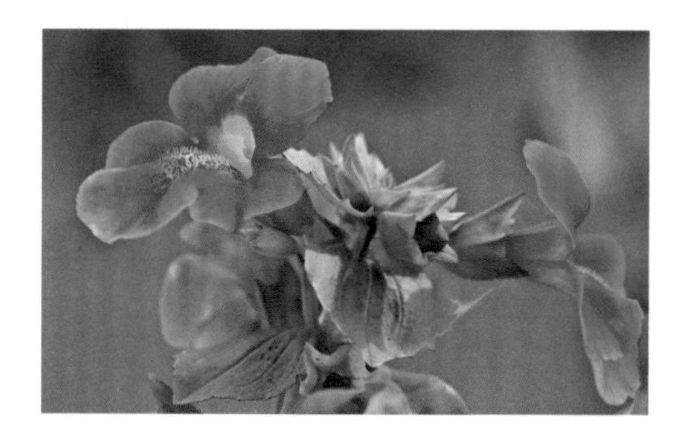

⊙情緒轉化方式

這張牌卡的轉化力量是「融合」，察覺是什麼引發這份害怕或恐懼的主因，當你不被恐懼的情緒影響行動，勇敢突破的時候，會化解恐懼的情緒，融合成一股新的力量，讓你勇往直前！

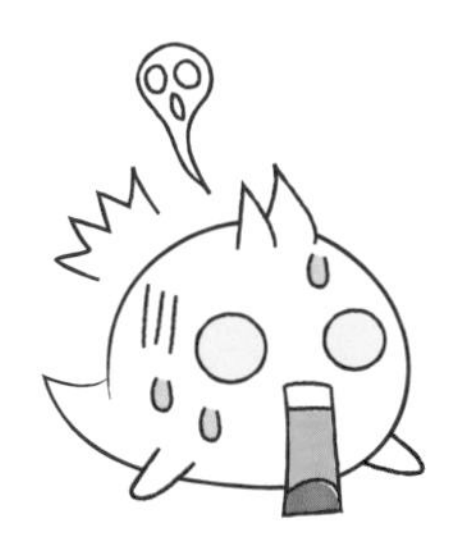

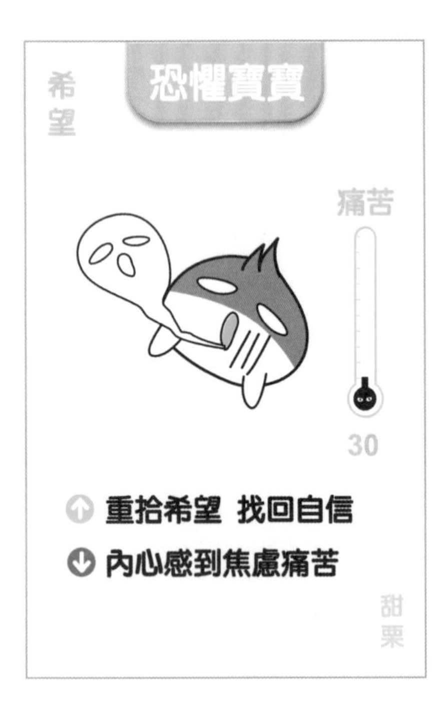

這張牌卡是恐懼寶寶的「痛苦」，情緒能量等級是30，轉化力量是「希望」。

抽到這張牌卡，代表你可能正在感受痛苦的情緒。痛苦的原因很可能來自長時間的累積，因為時間拖太久，讓你感覺悶悶不樂、心情沉重。你可以思考一下，到底是什麼樣的事件，會讓你感受到這樣的情緒？

「痛苦」是非常強烈的情緒狀態，能量等級也很低，因此抽到這一張牌卡時，建議你，一定要先靜下來思考，到底是什麼事情讓你感受到這樣的情緒？

可能是在事業、關係、健康、生活不同的層面，要盡快找到痛苦的來源，才知道接下來要如何轉化這個狀態。

覺察自己的情緒狀態是非常重要的課題，覺察之後，才有轉化的可能。

⊙甜栗花波頻率特質

- 深受絕望或沮喪的情緒所苦，已經達到忍無可忍的地步。
- 生活的重擔，已超越能夠承受的範圍。
- 找不到情緒出口，感覺絕望悲傷
- 嚴重心理壓力、痛苦。

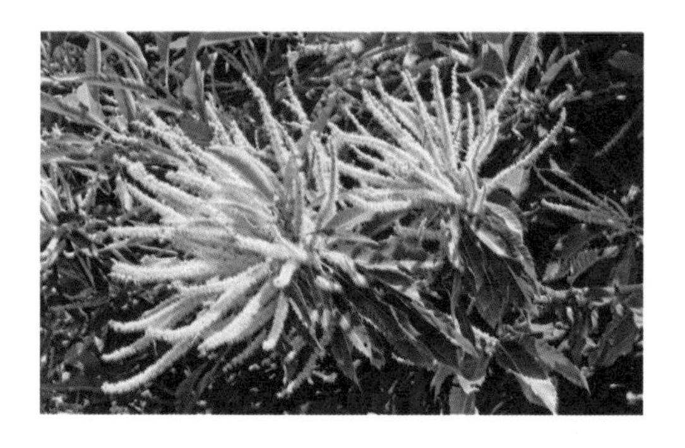

⊙情緒轉化方式

這張牌卡的轉化力量是「希望」，有些時候我們內在會痛苦，是因為失去了希望，只要讓自己對未來有期待、有希望，痛苦的感覺就會漸漸淡化，邁向陽光。

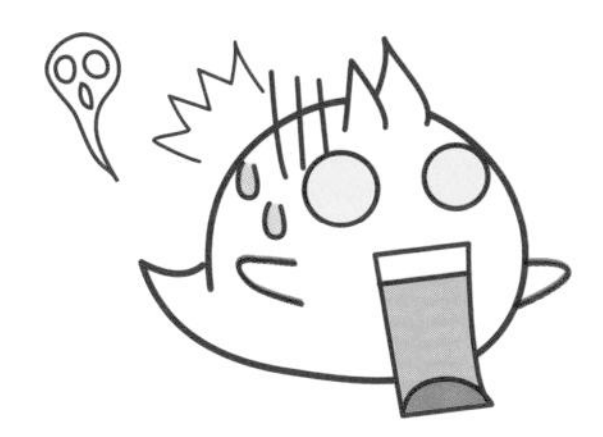

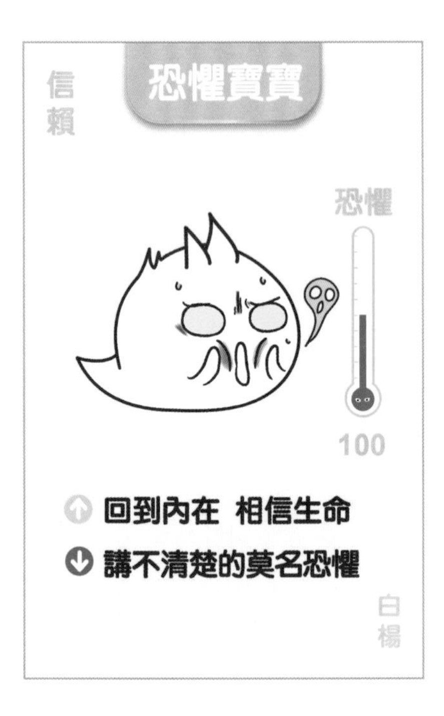

這張牌卡是恐懼寶寶的「恐懼」，情緒能量等級是100，轉化力量是「信賴」。

抽到這張牌卡，代表你有一些自己也不清楚的莫名恐懼，不同於已知的恐懼，沒有具體讓你害怕的人事物，就是內心有一股莫名的不安全感。

有一句成語叫做「杞人憂天」，常用來指那些不必要的擔心。當莫名的恐懼出現時，我們能夠做的，就是相信現在經歷的一切都是最好的安排，不要過度擔心。

這張牌卡的正向指引是「回到內在，相信生命」，不用過度擔心未來，只要做好現在可以做的事情，生命自有安排，安心地體驗生活帶來的啟發。

⊙白楊花波頻率特質

· 莫名的恐懼感。
· 經常感到焦慮不安，又不知道如何解決。
· 時常從睡夢中驚醒，而有不祥的預感。
· 杞人憂天，或曾經歷過無名恐懼。

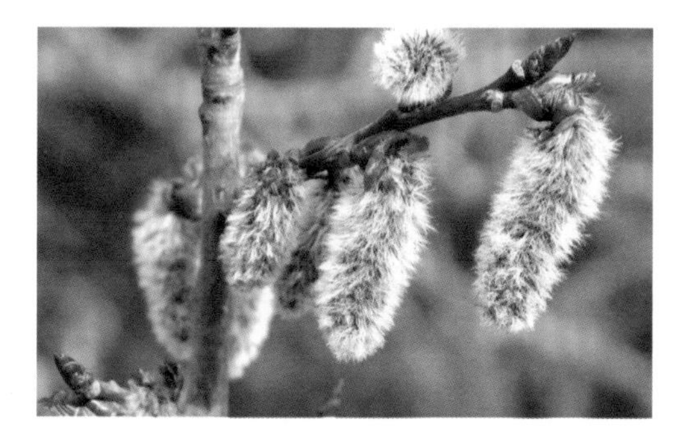

⊙情緒轉化方式

這張牌卡的轉化力量是「信賴」，要你信任生命，事情都會有妥善的安排。

恐懼會讓我們停滯不前，當你能夠放下所有的擔心與害怕，相信自己是被祝福的，就可以大膽地往前走。

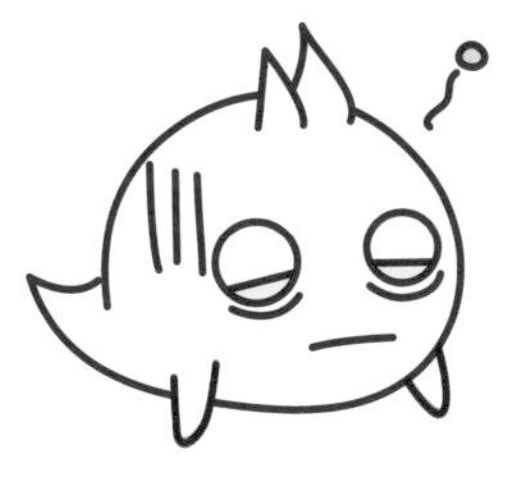

5-2 自我鞭打的挖洞寶寶

看見心中的那道光！

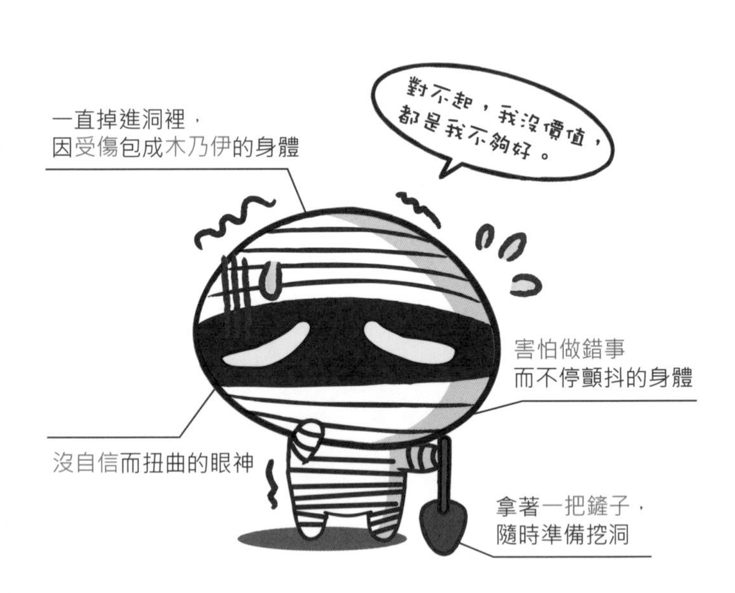

你是不是在事情尚未發生，就會往壞處想？

你是不是面對困難的時候，容易選擇放棄？總覺得自己做得不夠好？

挖洞寶寶很悲觀、容易氣餒、沮喪，不能忍受一點挫折，卻老是喜歡挖洞給自己跳，陷入自我放棄、自憐自艾的迴圈。

因為長期的自卑感，而嚴重缺乏自信，外表畏畏縮縮，經常跟別人道歉。做事情時，總會懷疑自己能否成功；身體不舒服時，總會懷疑自己能否康復？即使達成任務了，還是覺得自己的表現不夠理想、不夠好。

人格優勢

待人處事謙虛、性情溫和、容易理解與同理對方。不會衝動壞事、不強出頭，容易博得別人的同情與幫助。

人格劣勢

沒自信、思想負面、悲觀、容易放棄，時常陷入情緒低潮。

口頭禪

「對不起，都是我的錯！」、「我就知道一定不會成功！」、「我怎麼這麼糟糕？」

◘ 轉化方式

挖洞寶寶形成的原因與長期被否定、不被認同有很大的關係，大多數的挖洞寶寶在成長過程中，都曾經被身邊的親朋好友拿來比較，導致內心一直覺得自己不夠好，長大後造成自我價值低落的價值觀。

試著停止滿足別人的期待，多看自己好的一面，清楚知道自己要的是什麼，不要活在想要滿足別人期望的世界裡。

挖洞寶寶和自我實現有很大的關聯，很多挖洞寶寶都是因為沒有走在自己感興趣與天賦的道路上，因而產生強烈的自我厭惡感。找到自己的天賦，看見自己與眾不同的地方、勇敢活出真實的自己，從實現理想中得到成就感，是療癒挖洞寶寶最好的處方。

測驗自己的挖洞寶寶指數

- □ 我容易在事情尚未發生就往壞處想，遇到挫折容易沮喪、放棄
- □ 我常覺得極度的悲觀和絕望，面對困難時容易選擇放棄
- □ 我對自己沒自信，經常懷疑自己，覺得自己不夠好
- □ 我很容易自責，經常認為所有的錯都是自己造成的
- □ 我很常會陷入絕望與沮喪的情緒裡面，經常覺得人生很沉重
- □ 當別人稱讚我時，會覺得他們只是在說表面話
- □ 我對於自己沒有自信，上司分配工作給我時，會害怕處理不好
- □ 我喜歡悲情系列的作品
- □ 其他人嚴肅地跟我說話時，我會覺得自己做錯事
- □ 我經常感覺自己很沒用，不可能成為別人可以依靠的人

我的挖洞寶寶指數（1 個選項為 1 分）：＿＿＿＿＿＿分

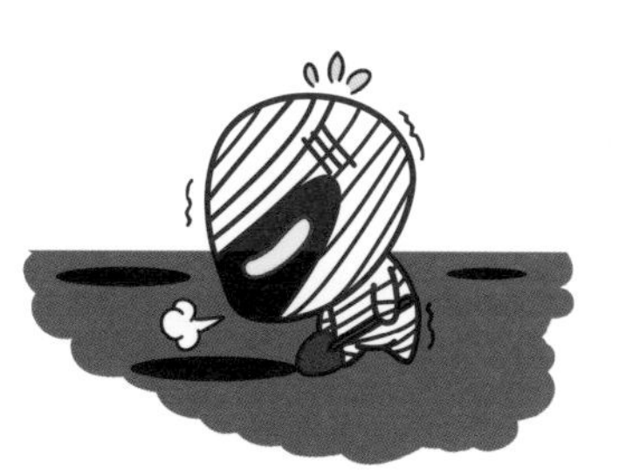

理解
挖洞寶寶
悲觀
75
克服挫折 重拾力量
遇到挫折容易氣餒
龍膽

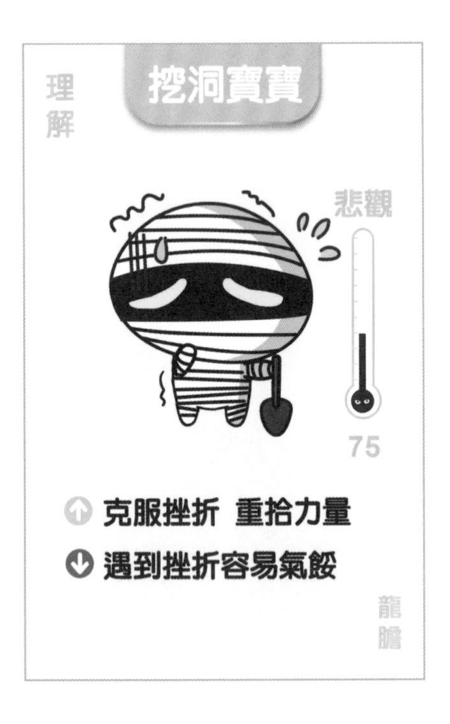

這張牌卡是挖洞寶寶的「悲觀」，情緒能量等級是75，轉化力量是「理解」。

抽到這張牌卡，代表你看事情容易往負面方向思考，容易看到不足的地方而感到悲觀，因此經常卡在原地，無法大步向前邁進。

指引的力量就是要你克服挫折，重新找回自己的力量！

當我們只看著不足的地方，就容易陷入「我做不到」的想法中，當你越覺得「自己不可能做得到」，就會真的做不到，再度讓自己失去信心，最後陷入負面循環之中。

⊙龍膽花波頻率特質

- 容易氣餒、悲觀、遇到挫折容易沮喪憂鬱。
- 事情尚未發生就往壞處想。
- 不能忍受一點困難，遇到挫折很難重新站起來。
- 創業時懷疑不會成功，生病時懷疑不會痊癒。

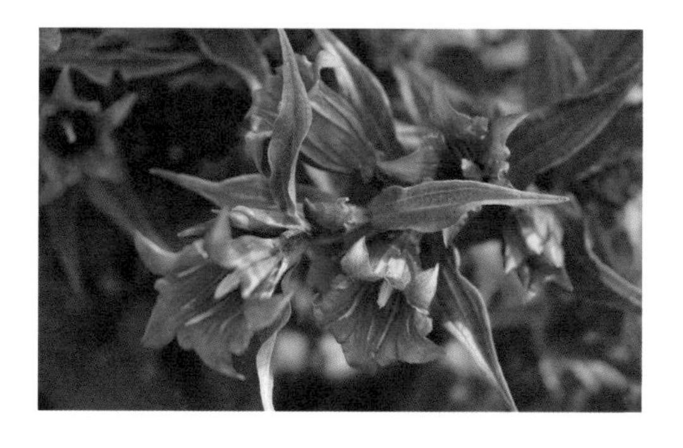

⊙情緒轉化方式

這張牌卡的轉化力量是「理解」，停止這種負面循環，理解與包容自己。自責會讓你的能量降到谷底，停止任何自責、悲觀的情緒，先讓自己從黑洞探出頭來，就有機會從洞穴裡走出來，重見光明！

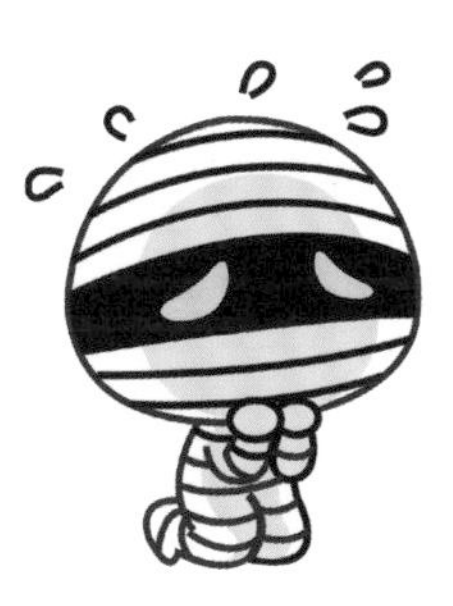

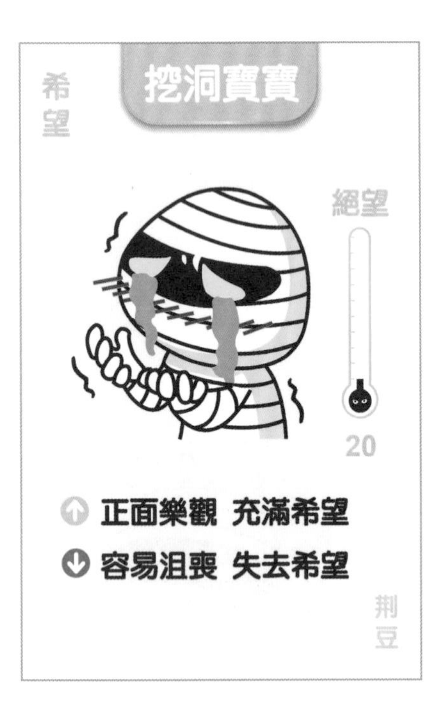

這張牌卡是挖洞寶寶的「絕望」，情緒能量等級是20，轉化力量是「希望」。

抽到這張牌卡，代表你對某個人或某件事情失去了希望，認為自己無論怎麼努力都做不到，很消極。

當挖洞寶寶出現時，很容易陷入這種絕望的情緒狀態，瞬間覺得人生沒有希望，也很容易讓人失去前進的動力。

在這種情緒低潮的時候，不管做什麼事情都不順利，也容易陷入負面思考。當你發現自己陷入絕望情緒的時候，千萬不要勉強自己，建議你可以先停下來喘口氣，轉化這種情緒狀態後，再次前進。

⊙荊豆花波頻率特質

- 經常感到求助無門，內心充滿失落感。
- 面對困難或轉機，會選擇放棄。
- 極度消極、無奈和絕望。
- 雖然願意嘗試新方法，但內心不再抱任何希望。

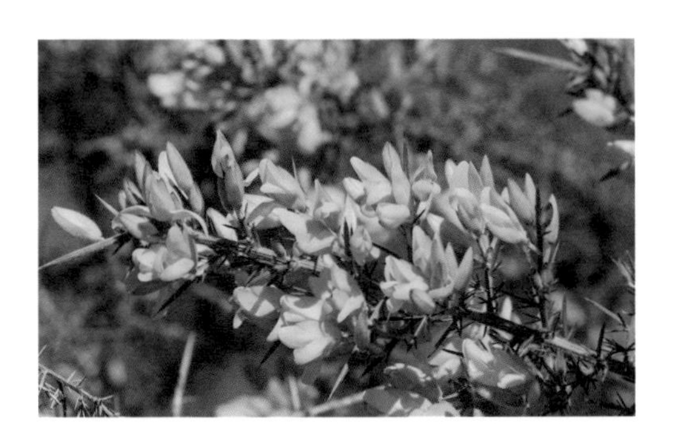

⊙情緒轉化方式

這張牌卡的轉化力量是「希望」，絕望的情緒非常低頻，加上挖洞寶寶長期處在黑洞中，需要用更高頻率的能量，才能帶給挖洞寶寶光明。這個時候需要轉換氛圍，建議做些自己喜歡的事情，例如喜歡的餐館用餐、看電影、出去走走，讓自己再次感受希望。

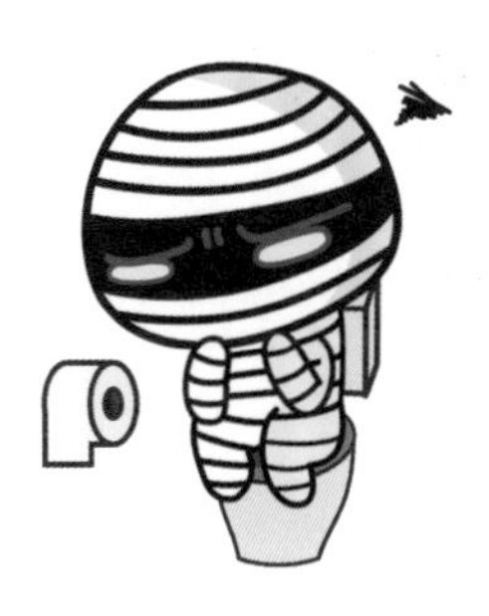

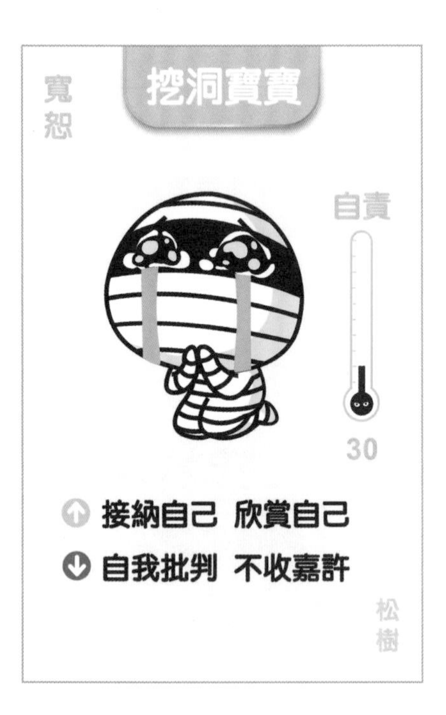

這張牌卡是挖洞寶寶的「自責」，情緒能量等級是30，轉化力量是「寬恕」。

抽到這張牌卡，代表你可能在一種自責的狀態，認為自己做得不夠好，即使成功了，也會覺得自己可以做得更好，不滿意自己的成果。

「自責」是非常低頻率的情緒，過度自我批判，會讓能量陷於低落的狀態。

所以自責是心靈的毒藥，抽到這張牌卡就要留意自己是否已經陷入在「自責」的狀態中。

挖洞寶寶通常因為自我價值低落而不願接受嘉許，所以這張牌卡的正面指引是「接納自己，欣賞自己」。如果想跳脫自責的無限迴圈，就要先學會建立自我價值，可以從任何小地方開始欣賞自己。

⊙松樹花波頻率特質

- 認為自己的表現都不理想。
- 經常自責，認為別人的錯都是自己造成的。
- 律己甚嚴，尤其當你認為達不到自我標準或既定目標時，就會強烈要求自己。

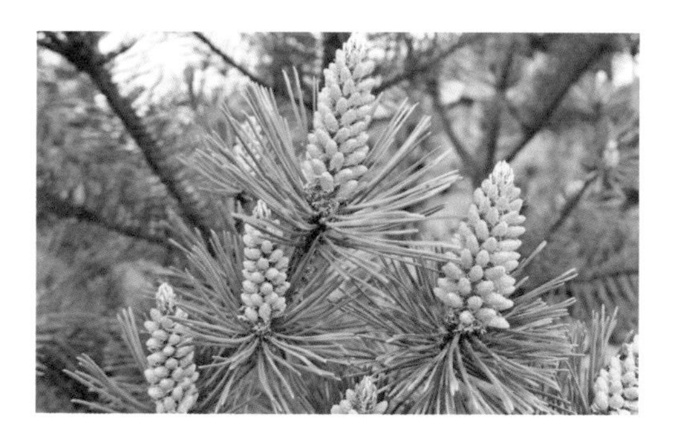

⊙情緒轉化方式

這張牌卡的轉化力量是「寬恕」，放下對自己的批判，接納自己、欣賞自己。試著列出自己值得欣賞的優點，也可以請別人說出你的優點，多給自己補氣、賦能！

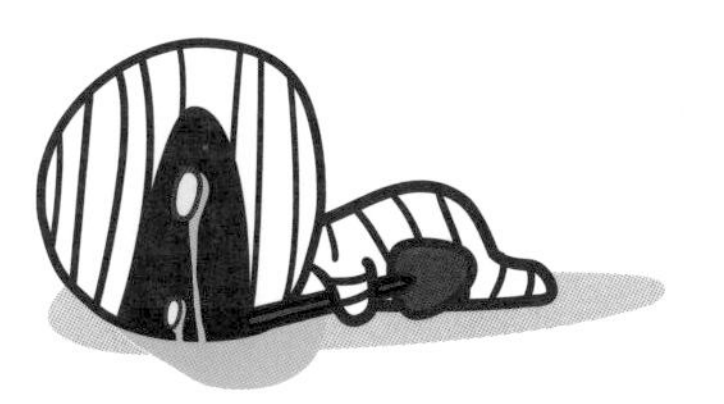

5-3
一板一眼的標準寶寶

春來草自生，
融化僵固的身心靈

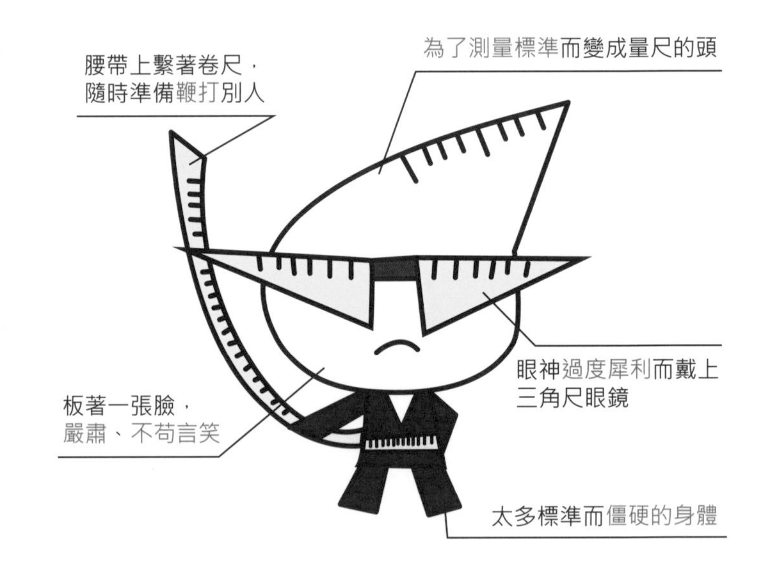

標準寶寶喜歡用自己的標準，來說服或改變他人的想法。

如果你的想法或行為不符合他的標準，就會企圖改變你，甚至批判你，因為他總是認為自己的標準才是對的。也因為標準寶寶的「標準」太多，所以思想狹隘、固執、僵化，對身邊的人、事、物，甚至對這個世界有很多不滿與批判，總想根據自己的理想改造所有的一切。

標準寶寶個性龜毛、有思想潔癖、凡事要求嚴苛、有很多原則，是一個不折不扣的完美主義者。他總是會花很多時間去挑剔別人、吹毛求疵，時時刻刻都在用自己的標準衡量身邊的人、事、物。而且他的標準不只是對別人，對自己也相當嚴苛，常常用高標準來要求自己。

人格優勢

立場堅定，不容易被影響，可以堅持自己的理念。做事嚴謹、不隨便，決定的事情就會貫徹到底。

人格劣勢

不近人情而且容易得罪人，有時候會因為太堅持自己的想法，而錯過了更好的機會與可能性。過度掌控，容易讓對方感覺不自由而想逃走。

口頭禪

「不對！」、「你應該……。」、「你不應該……。」、「怎麼可以？」、「這樣不夠好！」

◘ 轉化方式

這個世界沒有一定要遵循的規則，也沒有所謂的「應該」、「不應該」。學習尊重每個人的差異性，欣賞每個人的獨特性，包容每個人的不完美，接受所有發生的一切。

在最終結果還沒有出現之前，沒有人能夠保證怎麼做比較好，所以何需執著任何標準或方法呢？學習用愛來包容自己，放鬆自己緊繃的神經，去欣賞這個世界的美好。

「春來草自生。」請信任宇宙的自然運作定律，試著去相信，一切都會有最好的安排；試著放下標準，讓自己活得開心、輕鬆、自在一點吧！

「一切都好！」是每一個標準寶寶可以鍛鍊的口頭禪！

測驗自己的標準寶寶指數

- □ 我的自律性高，循規蹈矩，對生活的要求嚴謹
- □ 只要對方的言行舉止不符合我的原則，就會想改變他人的思想與行為
- □ 我做事情態度嚴謹、一板一眼、按部就班
- □ 我非常重視小細節，只要不符合自己的標準就想調整
- □ 別人都說我龜毛，他人的一些小習慣或行為常讓我覺得非常礙眼
- □ 我對於他人要求嚴苛，跟我共事的人都會感到很累
- □ 我是個完美主義者，對很多事情都有要求
- □ 我對於他人的行為，容易在心中產生評判
- □ 當遇見不滿意的事情，我一定會去反應或抗議
- □ 經常一廂情願地想事情，很少從對方的角度思考

我的標準寶寶指數（1 個選項為 1 分）：＿＿＿＿＿＿分

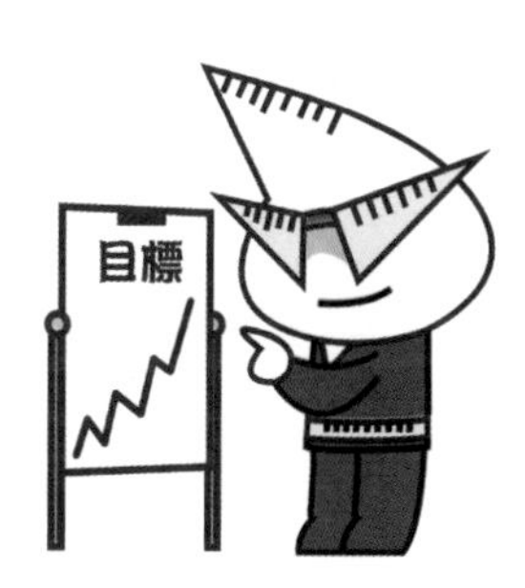

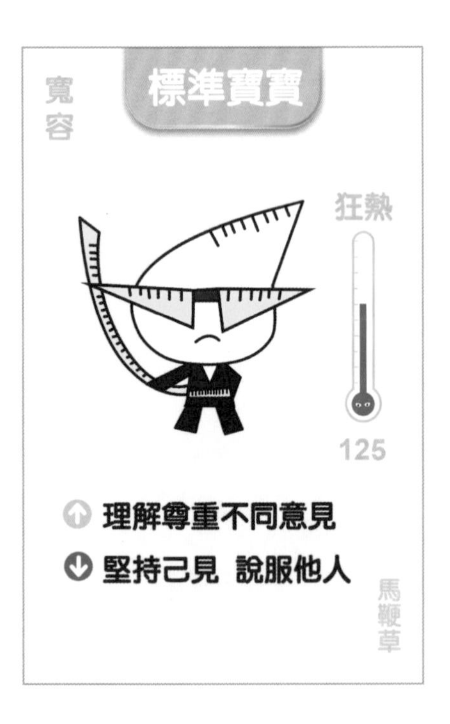

這張牌卡是標準寶寶的「狂熱」，情緒能量等級是125，轉化力量是「寬容」。

當你抽到這張牌卡，代表你相信自己的想法是對的，喜歡和人分享自己的觀點，並且強烈地希望別人也認同這個看法，企圖控制別人的意願，幾乎到了狂熱的地步。

有可能因為你積極想改變別人的企圖心，造成別人的困擾，也因為過度執著，而看不見自己引起的誤解。

與其單方面希望別人認同你的觀點，當你願意抱著寬容的心態理解對方，與人有良好的雙向交流，或許更有可能得到對方的支持與認同。

⊙馬鞭草花波頻率特質

- 具有路見不平、拔刀相助的義氣，並為自己的理念極力說服他人。
- 具有改變他人思想行為的企圖。
- 過度熱心、為原則奮戰，以強烈手段維持公平與正義。

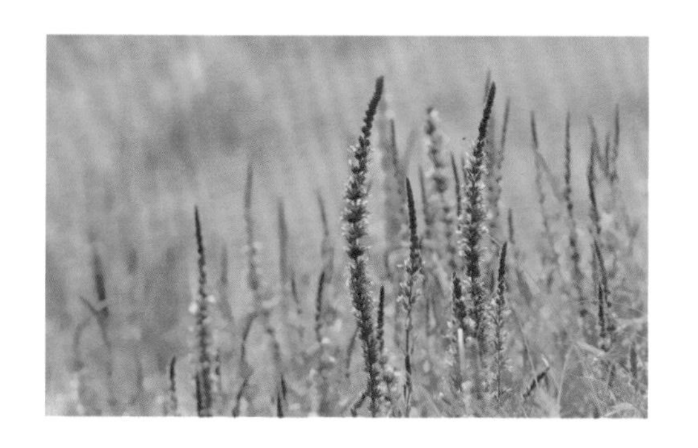

⊙情緒轉化方式

這張牌卡的轉化力量是「寬容」，要你去理解、尊重每一個人都有不同的想法，有時候放下自己的執著，先去聆聽別人的看法，或許能夠跟對方有更好的交流。

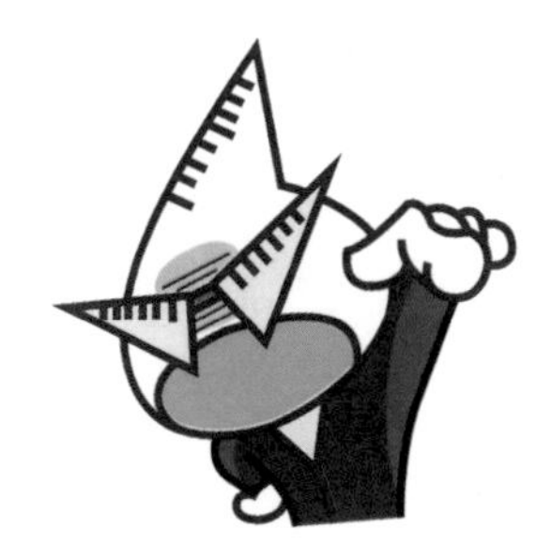

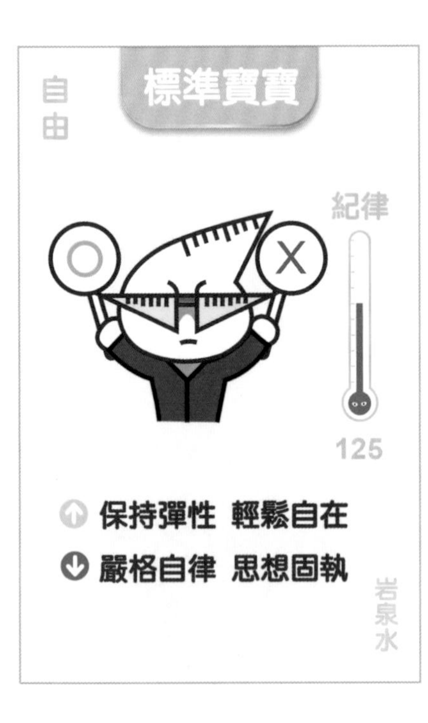

這張牌卡是標準寶寶的「紀律」，情緒能量等級是125，轉化力量是「自由」。

抽到這張牌卡，代表你對很多事情非常嚴格自律，自我要求很高，會嚴格執行自己訂下來的規則。平常這個自律的情緒狀態，可以協助你完成想達成的目標，然而過度嚴苛的紀律，將使自己失去生活中的喜悅與熱情，或是因為無法變通的執著，而讓身邊的人感受壓力，導致相處上的摩擦。

牌卡的指引，是要你「保持彈性，輕鬆自在」，敞開心胸，接納新的可能性，讓自己活得更充實、自在！

⊙岩泉水花波頻率特質

- 對自己過度嚴苛，由於思想保守、僵化，生活了無生趣。
- 以身作則，樹立一個讓他人學習的典範。
- 因設定過高原則，並堅持這些原則，導致沒彈性。

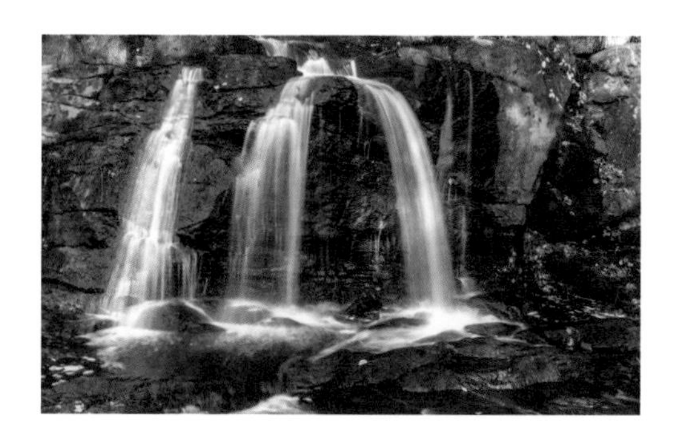

⊙情緒轉化方式

這張牌卡的轉化力量是「自由」，現在的你有可能被很多條條框框限制住，生活過度嚴苛、失去彈性，有時候讓自己的心自由一點，或許會有不同的生活情趣。

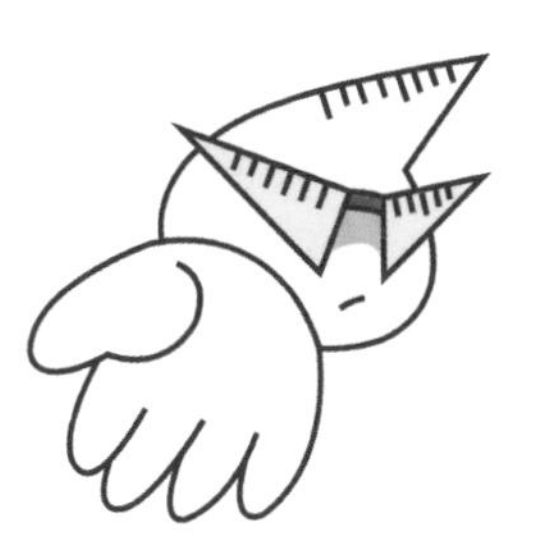

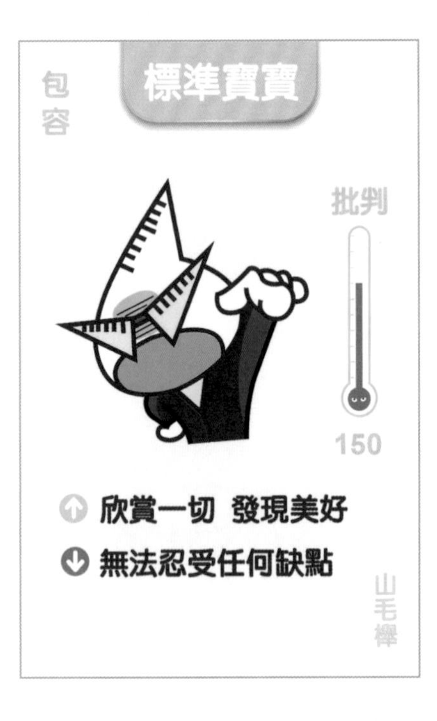

這張牌卡是標準寶寶的「批判」，情緒能量等級是150，轉化力量是「包容」。

抽到這張牌卡，代表你對某些人或事情有批判，難以容忍，也看不順眼。你很容易看到問題點在哪裡，也因此容易批評、挑剔和怪罪他人。能夠看到問題所在，是非常好的能力，但是如果在你眼裡看到的都是問題，不免會變得過度批判，缺乏同理心。

這張牌卡的指引，要你學習欣賞他人，發現美好的事物，批判的態度，只會帶來反效果，當你再度升起批判心時，先停下來，改用中立的態度去面對任何事情。

⊙山毛櫸花波頻率特質

- 千錯萬錯都是別人的錯，習慣性指責他人。
- 凡事都看不順眼，經常為他人的一些小習慣或行為，造成自己的困擾。
- 難以容忍他人的行為模式，而批評、挑剔和怪罪他人。

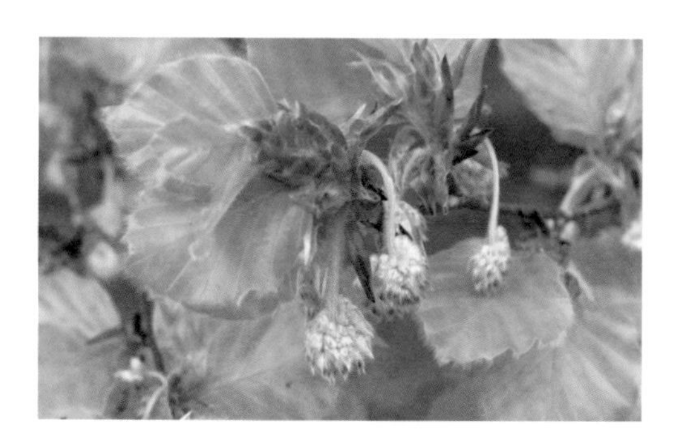

⊙情緒轉化方式

這張牌卡的轉化力量是「包容」。每一個人的做事方法和評估事情的標準都不一樣，你所認同的看法，不代表別人也同樣認同，當你看別人不順眼的時候，或許對方也一樣看你不順眼。試著理解別人的觀點，帶著包容心同理對方，不要讓自己陷入「批判」的情緒。

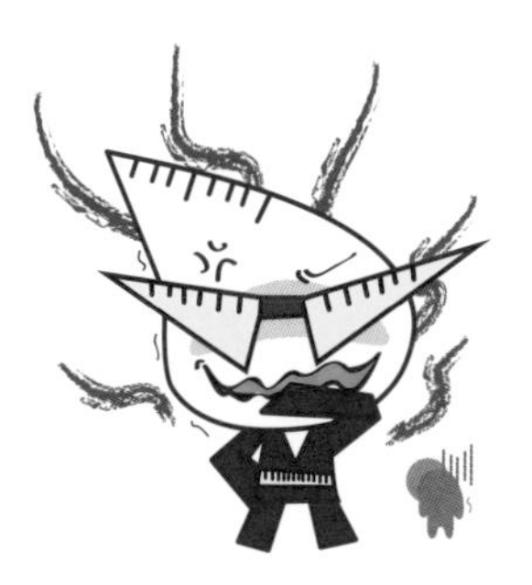

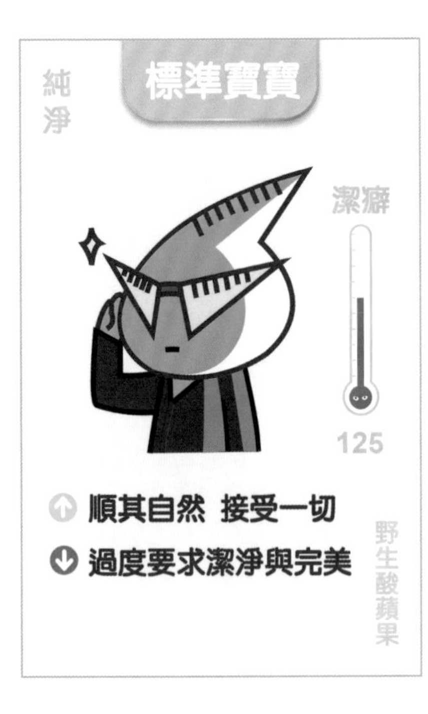

這張牌卡是標準寶寶的「潔癖」，情緒能量等級是125，轉化的力量是「純淨」。

抽到這張牌卡，代表你對人或事情太過於完美主義與潔癖，有著非常過度的要求，也因為過於重視細節，將周圍的人弄得人仰馬翻。

標準寶寶會過度要求潔淨，這也代表在他內心深處，對自己和這個世界的現況並不滿意，認為現在很醜陋，才會一直追求完美。

所以，這張牌卡的正面訊息是「順其自然，接受一切」，當你覺得自己已經很完美了，就不會有這麼多的要求。學習讓自己接受現況，欣賞這個世界的美好。

⊙野生酸蘋果花波頻率特質

· 對某些人事物常有不潔淨的感覺。

· 十分在意自己身體或皮膚上的缺點。

· 過於重視細節，將周圍的人弄得人仰馬翻。

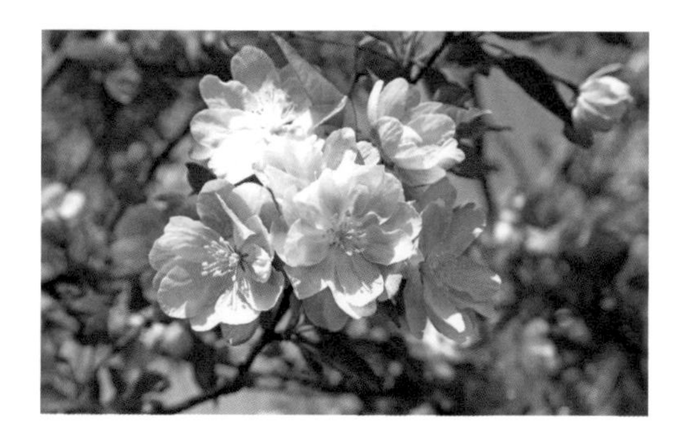

⊙情緒轉化方式

這張牌卡的轉化力量是「純淨」，要你回到最單純的自己，讓一切順其自然，不要永無止盡地索求，現在的你就是最完美的狀態！

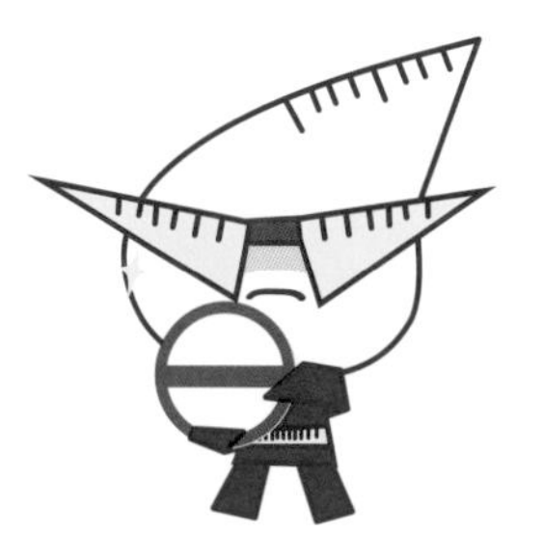

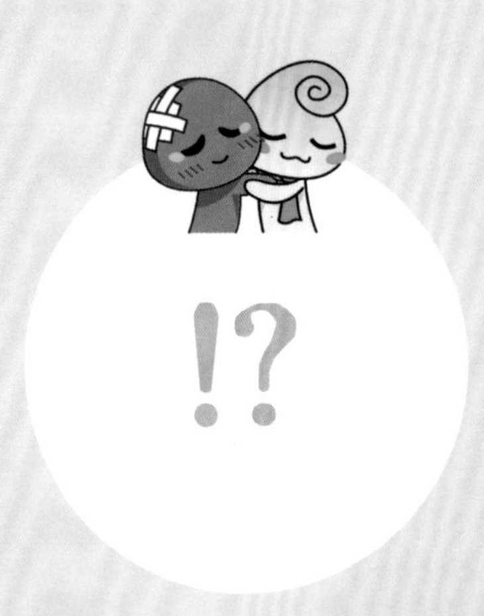

抽牌、牌陣與解讀技巧，成為自己的情緒指揮官

瞭解了 12 個情緒寶寶與 38 張牌卡後，現在要開始學習「抽牌」與「解牌」。

我們將會學習到 4 種牌陣：「創造之旅牌陣」、「2 選 1 牌陣」、「過去、現在、未來牌陣」、「關係牌陣」。

6-1
抽牌注意事項

清除負面垃圾，回歸美好日常！

牌卡是和內心連結的管道，也是一面看見自己內在狀態的鏡子。

當你越常使用情緒寶寶牌卡，就會越瞭解自己的情緒狀態！

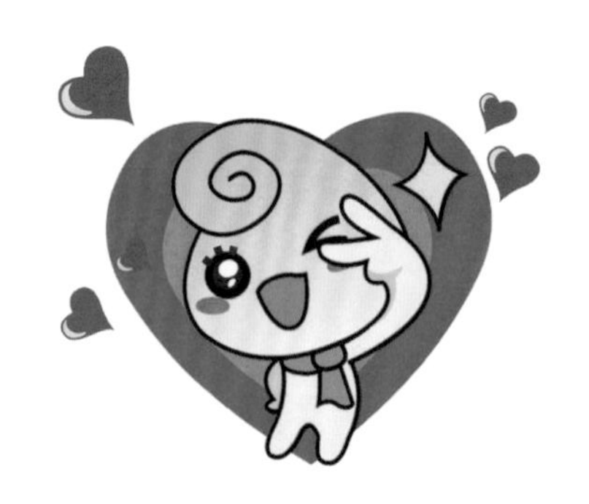

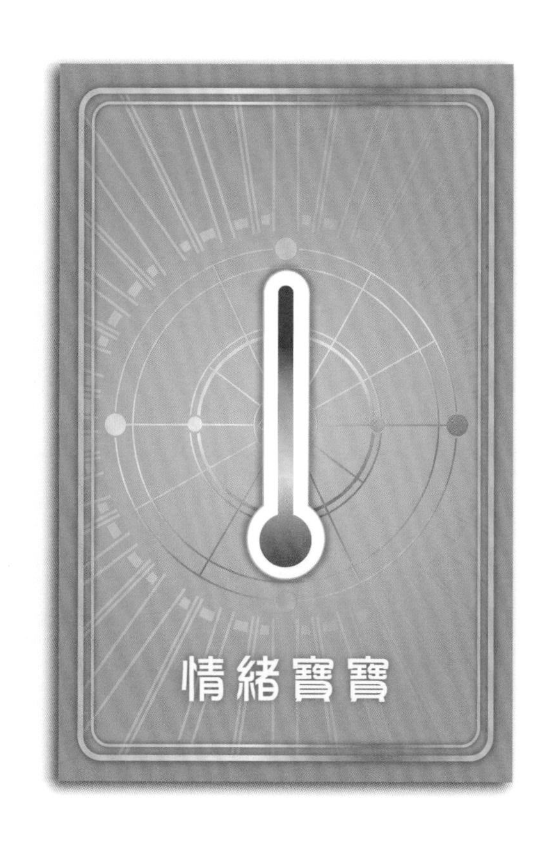

◘ 抽牌時，請特別留意以下幾點：

・抽牌之前，專心思考自己想詢問的問題，下了意念之後再開始抽牌。

・如果要抽多張牌卡，避免看到牌卡內容會有先入為主的想法，抽完牌之後不要先翻開，等所有牌都抽出後，再一次全部翻開。

・牌卡是潛意識給你的訊息，保持平常心，解讀所抽到的牌卡訊息即可。

・避免在短時間內，重複詢問同一個問題。

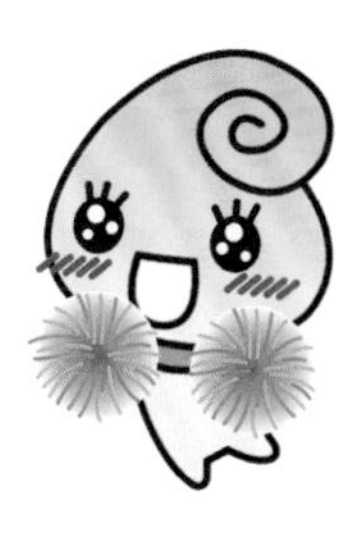

牌卡的使用方式

當你第一次使用情緒寶寶牌卡的時候，可以詢問一個問題，然後抽一張牌卡來做解讀。

這也是推薦給初學者最簡單的抽牌方式。

因為是情緒牌卡，詢問的問題要跟自己的情緒有關。

可詢問的問題案例：

- 最近心情沉重，請問跟哪個情緒相關？
- 最近減重失敗，請問哪個情緒影響最大？
- 如果想要創造更多業績，主要會受到哪一種情緒影響？
- 如果要完成目標，什麼情緒會影響我？

牌卡的解讀技巧

◎當你在解讀牌卡的時候，先看抽到哪一種「情緒」，然後從牌卡上的情緒描述中，去體驗自己是否有這樣的情緒在影響自己。

◎情緒描述分為正面以及負面，這兩種都要看，評估一下跟自己的問題有比較多連結的是哪一種狀態。

◎解讀完牌卡之後，再看左上角的「轉化力量」，會更明確知道這張牌卡要帶給你什麼樣的訊息。

單張解讀牌陣【抽牌與解讀】案例說明

問題：「我想讓業績提升，哪一個情緒影響最大？」

抽牌：

炸彈寶寶的「急躁」

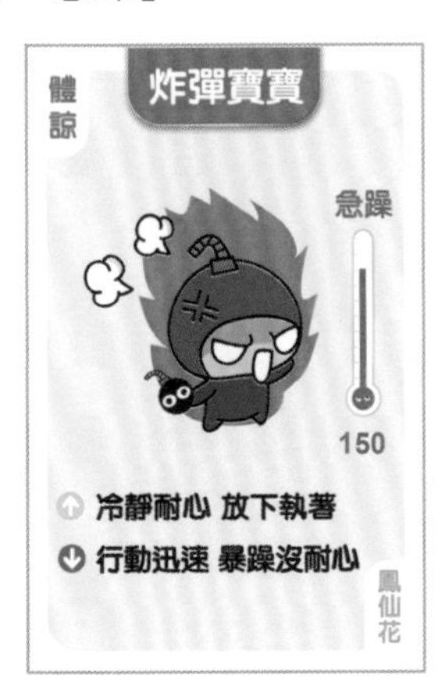

解讀：

代表你對於這件事過於急躁

你迫不及待渴望達到目標，容易因為過於急躁而行事衝動，無法維持冷靜、理性的思考與判斷，容易因此而錯失其他可能性。

總結：

這張牌的轉化力量是「體諒」，提醒你要對自己、身邊的人，或事情的發展多一點理解與體諒。很多事情並不是你自己一個人著急就可以解決的。耐下性子，扎扎實實把該做的事做好，也許事情會進展得更順利。

6-2 創造之旅牌陣

開啟一場翻轉人生的創造之旅

「如何創造想要的結果？」

透過抽牌卡的過程，我們開始進入一場翻轉人生的創造之旅。透過抽牌解讀自己內在情緒狀況，開啟創造之旅的大門！

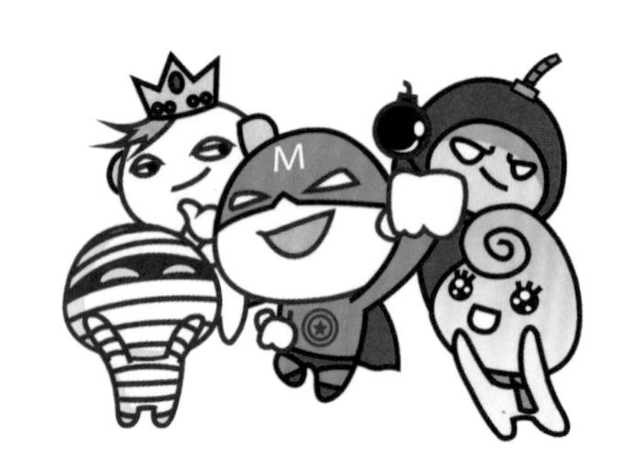

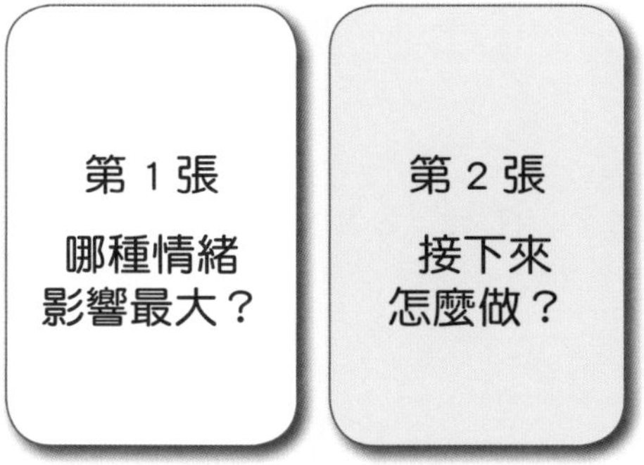

第 1 張
哪種情緒
影響最大？

第 2 張
接下來
怎麼做？

Step 1:

先問「我想完成 XX 目標，哪一種情緒會影響我最大？」
抽出第一張牌卡。

Step 2:

緊接著問「如果我想完成 XX 目標，接下來要怎麼做？」
抽出第二張牌卡。

Step 3:

抽出兩張牌卡之後，再同時翻牌。

Step 4:

先解讀第一張牌卡，正面和負面訊息都要看，連結這張牌卡與目標之間的關聯性。如果要更深入解牌，需連結這個情緒寶寶的特質。

Step 5：

解讀第二張牌卡。第二張是指引牌，只看綠色向上 正面訊息和「轉化力量」，從當中來獲取支持自己的力量。

創造之旅牌陣【抽牌與解讀】案例說明

問題：「如何讓我的專案項目成功啟動？」

「哪一個情緒影響我最大？」抽第一張牌。

抽牌一：

恐懼寶寶的「恐懼」

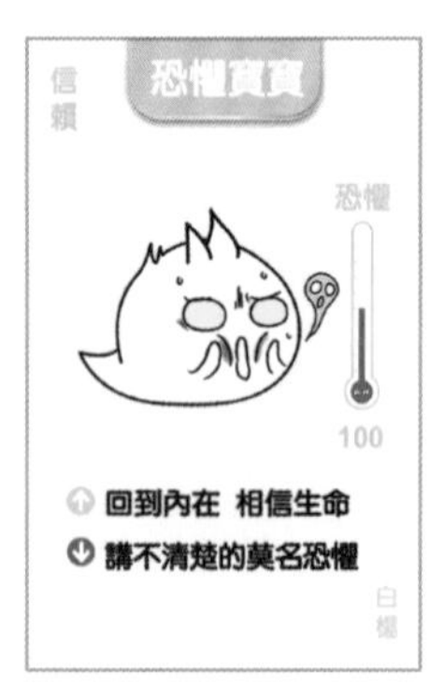

「我該怎麼做？」抽第二張牌。

抽牌二：

猶豫寶寶的「煩亂」

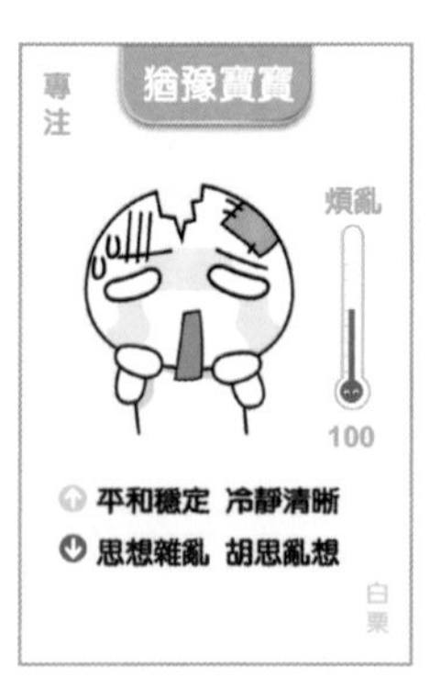

創造之旅牌陣【抽牌與解讀】案例說明

解讀：

第一張牌卡抽到恐懼寶寶的「恐懼」，負面指引是「講不清楚的莫名恐懼」，代表對於啟動項目這件事情，有很多不安、擔心與害怕。

這種不安的情緒會影響啟動項目的信心與行動力，因此要盡量避免被不安的情緒影響。

第二張牌卡是關於該怎麼做？因此可以把焦點放在正面指引上，以及左上角的「轉化力量」。這張牌的轉化力量是「專注」，正面指引是「平和穩定，冷靜清晰」，表示你要保持冷靜清晰，專心做好現在能做的事情，不要胡思亂想。

總結：

針對要讓項目成功啟動這件事，你有很多擔心害怕，可能是擔心失敗、害怕自己能力不足或事情進展不順利。

在這個時候，最重要的就是停止胡思亂想，專注在眼前的事情上，按計劃執行，一步一步扎實地往目標前進。

解讀完牌卡之後，就要宣告下一步的行動。針對「專注」的指引訊息，下一步的行動就是制定項目的工作計劃，把優先順序排出來，然後按部就班地執行就可以了！

6-3
2 選 1 牌陣

1+1>3 ！

情緒寶寶牌卡不是占卜，要詢問的是跟自己相關、有關聯的事情，解讀的時候才會產生連結。

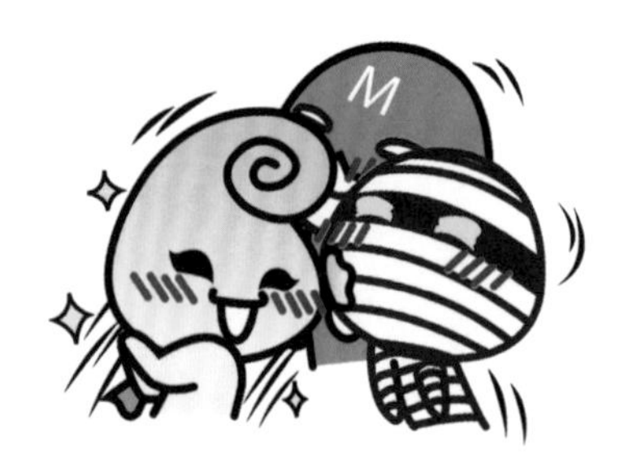

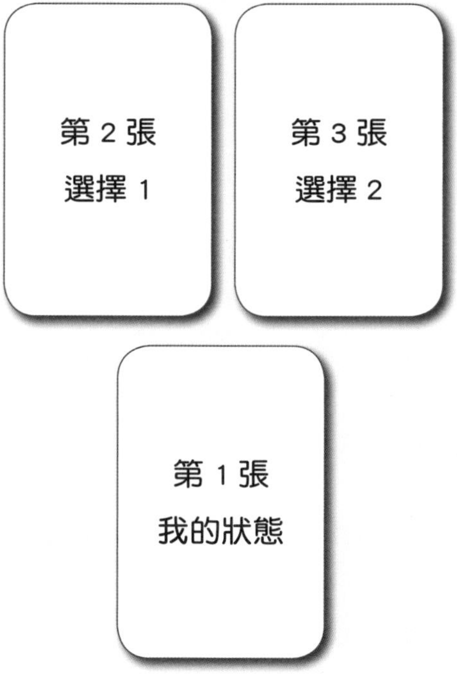

第 2 張
選擇 1

第 3 張
選擇 2

第 1 張
我的狀態

以下試著舉例說明，依序進行：

Step 1:

問「我面臨這個抉擇，我的狀態？」
抽出第一張牌卡。

Step 2:

問「如果我做選擇 1，會產生什麼情緒狀態？」
抽出第二張牌卡。

Step 3:

再問「如果我做選擇 2，會產生什麼情緒狀態？」
抽出第三張牌卡。

Step 4:

抽出三張牌卡之後，再同時翻開、解讀！

2 選 1 牌陣【抽牌與解讀】案例說明

問題：「小亭有兩個事業，她在思考要同時兼顧兩個事業，或是專心做其中一個事業就好。」

抽牌一：

猶豫寶寶的「屢犯」

→小亭面臨選擇的狀態

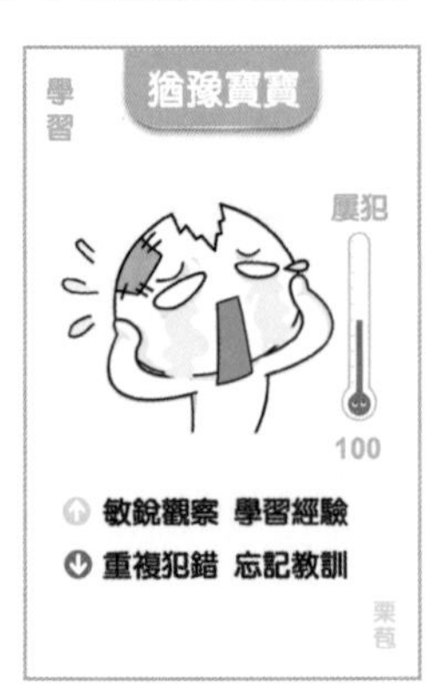

抽牌二：

幻覺寶寶的「逃避」

→選擇兼顧兩個事業的狀態

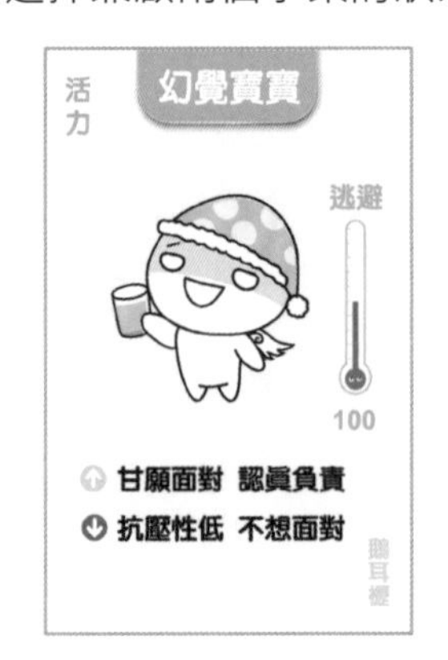

抽牌三：

猶豫寶寶的「搖擺」

→選擇專注做一個事業的狀態

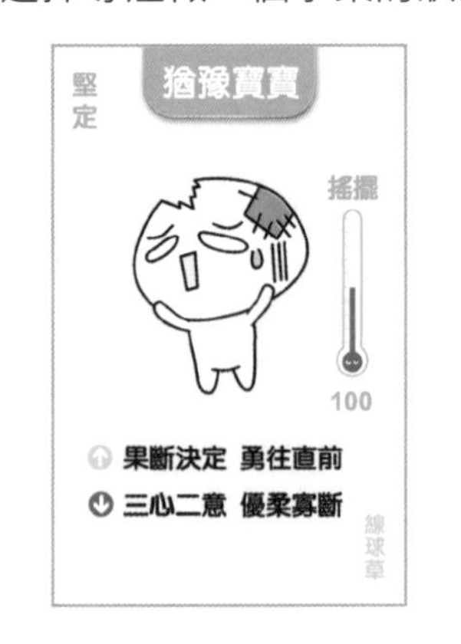

2 選 1 牌陣【抽牌與解讀】案例說明

解讀：

第一張牌卡，代表小亭處於猶豫狀態，因為牌卡是「屢犯」，或許過去曾有類似經驗，讓她非常害怕犯下同樣的錯誤。

第二張牌卡，代表兼顧兩個事業，可能會遇到諸多壓力，導致想要逃避現實。如果做此選擇，需要願意承擔起相對應的壓力與責任。

第三張牌卡，代表如果只選擇其中一個，內心還是想要兩者兼顧而搖擺不定，應該以堅定的心做出選擇，並專注做好一個事業。

總結：

小亭無法做決定是因為害怕重複過往錯誤，所以猶豫不決。選擇兼顧兩個事業，需要面對極大壓力；而只選擇一個，又放不下另外一個。

而小亭是一個不喜歡壓力、無法一次做很多事情的人，但她又時常對自己有不切實際的期許，會設定一個高標準，然後再造成挫敗的結果。

基於小亭過往的經驗模式，會建議她先選擇專心做好一個事業，不要想著兩者兼顧，一次做一件事。等一個事業穩定下來後，或許會有機會再發展下一個事業。

延伸運用：可以變成 3 選 1、4 選 1 牌陣

6-4
過去、現在、未來牌陣

正面迎擊人生的華麗逆襲

在一段關係中，我（或對方）的過去、現在、未來，會走向何方？

抽出三張情緒寶寶牌卡，檢視自己與對方，這段關係的過去、現在、未來（正面或負面訊息，都可以參考）。

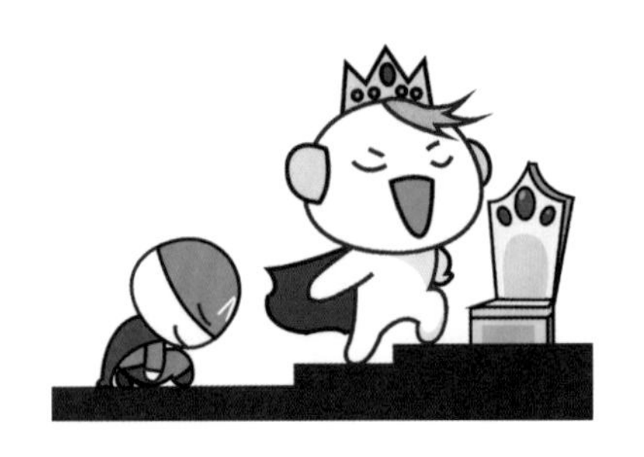

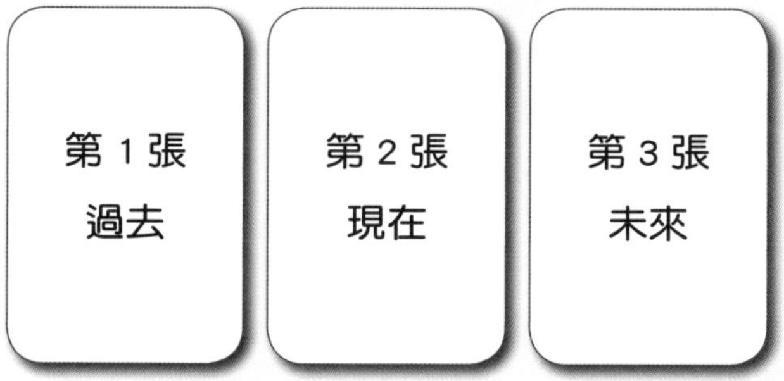

第 1 張
過去

第 2 張
現在

第 3 張
未來

以下試著舉例說明，依序進行：

Step 1:

問「我在這段關係裡面，過去的狀態？」
抽出第一張牌卡。

Step 2:

問「我在這段關係裡面，現在的狀態？」
抽出第二張牌卡。

Step 3:

再問「我在這段關係裡面，未來的狀態？」
抽出第三張牌卡。

Step 4:

三張牌卡都抽出來之後，再同時翻開、解讀！

過去、現在、未來牌陣【抽牌與解讀】案例說明

問題：「惟惟和小明的關係中，惟惟的過去、現在、未來狀態是什麼？」

抽牌一：

善變寶寶的「不安」

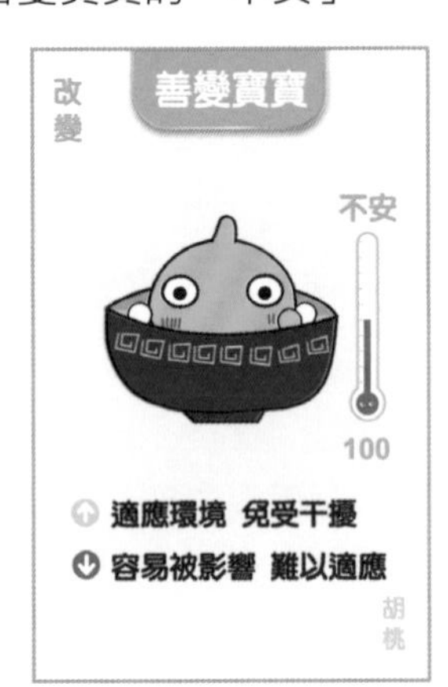

抽牌二：

黏黏寶寶的「佔有」

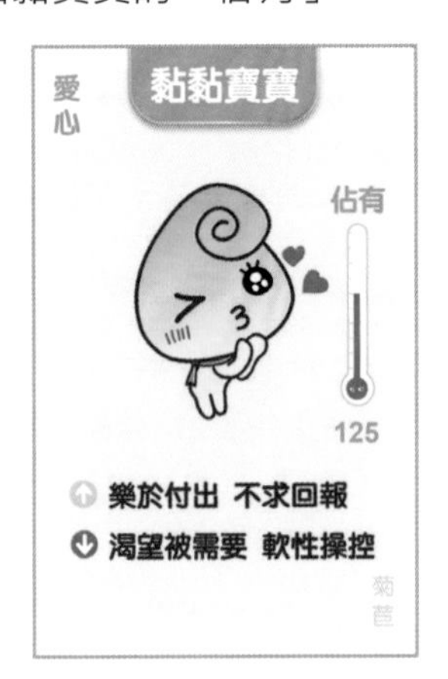

抽牌三：

挖洞寶寶的「自責」

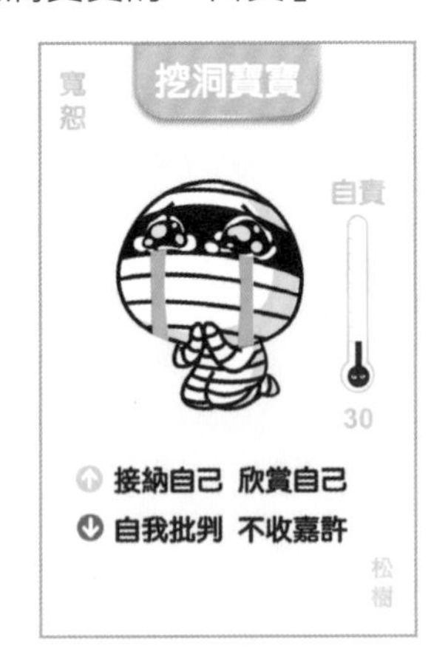

過去、現在、未來牌陣【抽牌與解讀】案例說明

解讀：

第一張牌卡代表過去狀態，表示在這段關係的過去，惟惟容易受到對方影響，總是要一直調適自己去順應對方的狀態，或是能夠不被對方影響、在關係中安穩做自己。

第二張牌卡代表現狀，表示現在喜歡黏著對方、想跟對方膩在一起，付出不求回報。

第三張牌卡代表未來狀態，表示未來能夠學會接納整段關係中，所有不夠完美的狀態。（在解讀未來狀態時，可以只看正面的訊息）

總結：

惟惟跟小明在一起很多年，一開始是小明擁有這段關係的主導權，所以惟惟時常會因為擔心失去小明而選擇順著對方的心意。而這也反應出第一張牌「不安」（容易被影響）的狀態。

經過幾年相處，小明越來越看見惟惟的好，開始珍惜這段感情，所以惟惟現在也為了兩人的未來，一起與小明努力創造。而這也是第二張牌「佔有」（樂於付出，不求回報）的狀態。

以這個方向發展下去，未來惟惟在這段關係裡面，應該更能看見與欣賞自己的所有面向，成為一個在關係裡面有自信的女人！

延伸運用：除了抽自己三張牌，也可以抽對方的三張牌，總共六張牌來做解讀

6-5 關係牌陣

情緒急轉彎，人際關係神救援

「如何提升自己與對方的關係？」

抽出四張情緒寶寶牌卡，檢視自己與對方之間的關係。

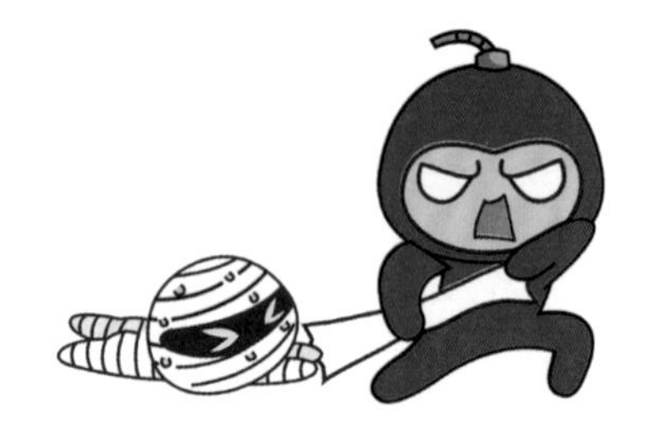

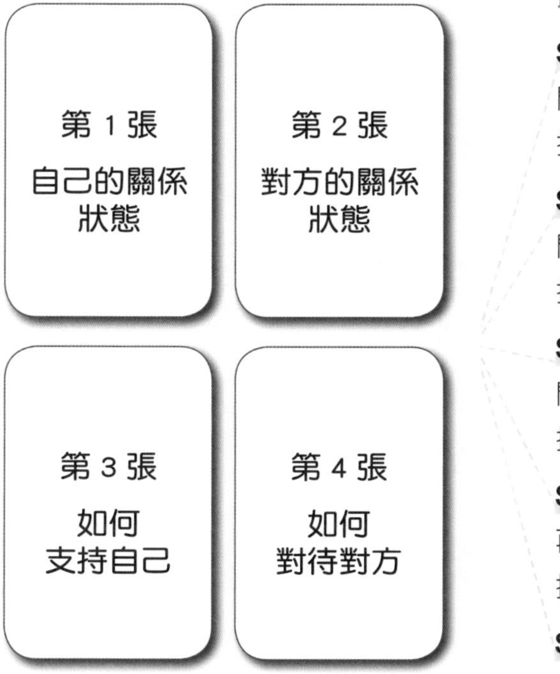

第 1 張
自己的關係
狀態

第 2 張
對方的關係
狀態

第 3 張
如何
支持自己

第 4 張
如何
對待對方

以下試著舉例說明，依序進行：

Step 1:

問「自己在這段關係裡面的狀態？」
抽出第一張牌卡。

Step 2:

問「對方在這段關係裡面的狀態？」
抽出第二張牌卡。

Step 3:

問「如果要增進彼此的關係，我在關係中如何支持自己？」
抽出第三張牌卡。

Step 4:

再問「如果要增進彼此關係，我在關係中如何對待對方？」
抽出第四張牌卡。

Step 5:

四張牌卡都抽出來之後，再同時翻開、解讀！

關係牌陣【抽牌與解讀】案例說明

問題：「我要如何提升與對方的關係？」

抽牌一：
高傲寶寶的「權威」

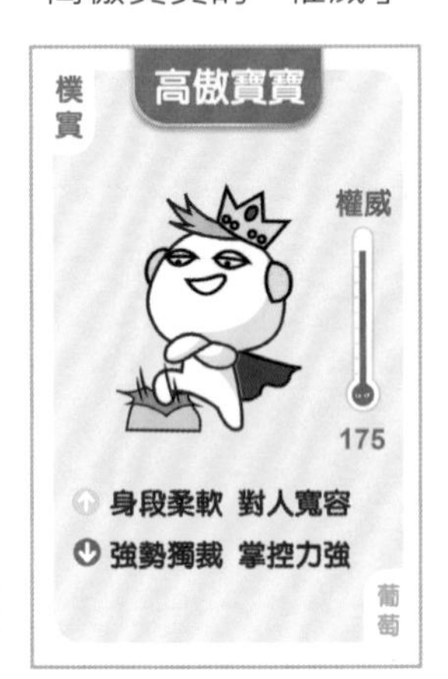

抽牌二：
善變寶寶的「不安」

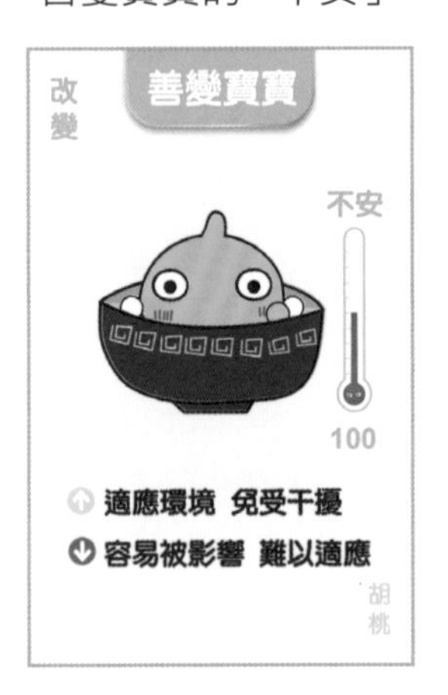

抽牌三：
黏黏寶寶的「多話」

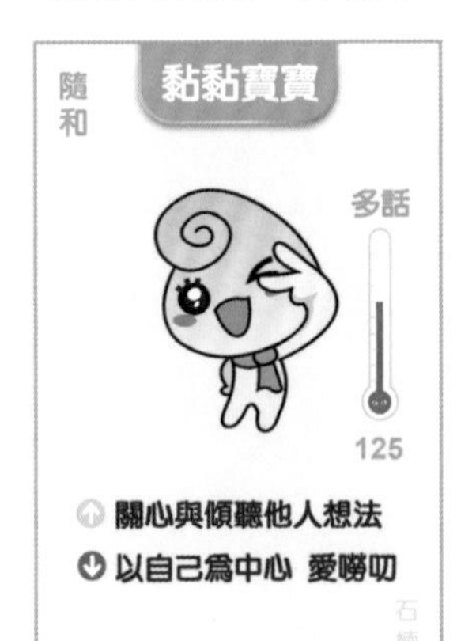

抽牌四：
標準寶寶的「狂熱」

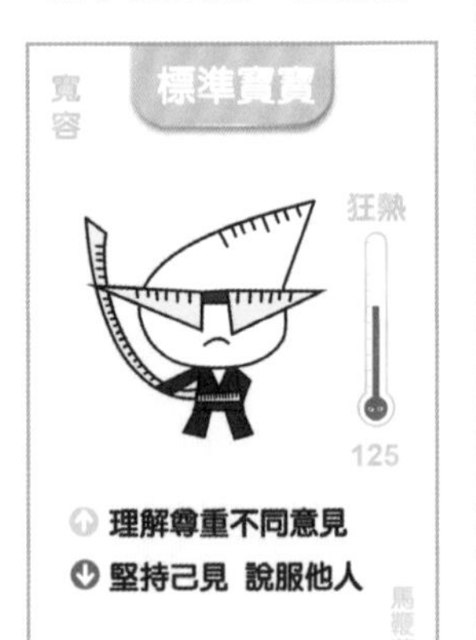

關係牌陣【抽牌與解讀】案例說明

解讀：

第一張牌卡，自己在關係中的狀態是「權威」，代表站在比較高的立場，強勢掌控一切。

第二張牌卡，對方在關係中的狀態是「不安」（容易被影響，難以適應），代表對方在關係中比較容易受外界影響。

第三張牌卡，在關係中要支持自己的是「隨和」（關心與傾聽他人想法），表示你不要太以自己為中心，需要多關心對方的想法。

第四張牌卡，要對待對方的方式是「寬容」（理解尊重不同意見），表示你需要放下想要改變對方的執著，學習尊重不同的想法。

總結：

兩個人的關係，從牌卡上來看，一個是強勢、掌控、獨裁的高傲寶寶，另一個是容易被對方影響，努力想要表現出符合對方要求的善變寶寶。

這樣的關係是不對等的，容易出現以上對下的一言堂狀況，很難平等交流與互動。

如果想要提升兩人的關係，就要避免太以自我為中心，不要堅持自己的想法才是對的。要放下想改變對方的執著，多去傾聽對方的想法，並且試著去理解與尊重對方，這才是能夠提升兩人關係的最好方式。